Gesundheit und Gesellschaft

Reihe herausgegeben von

Ullrich Bauer, Fakultät für Erziehungswissenschaft, Universität Bielefeld, Bielefeld, Deutschland

Matthias Richter, Institut für Medizinische Soziologie, Martin-Luther-Universität Halle-Wittenberg, Halle (Saale), Deutschland

Uwe H. Bittlingmayer, Institut für Soziologie, Pädagogische Hochschule Freiburg, Freiburg, Deutschland

Der Forschungsgegenstand Gesundheit ist trotz reichhaltiger Anknüpfungspunkte zu einer Vielzahl sozialwissenschaftlicher Forschungsfelder – z. B. Sozialstrukturanalyse, Lebensverlaufsforschung, Alterssoziologie, Sozialisationsforschung, politische Soziologie, Kindheits- und Jugendforschung – in den Referenzprofessionen bisher kaum präsent. Komplementär dazu schöpfen die Gesundheitswissenschaften und Public Health, die eher anwendungsbezogen arbeiten, die verfügbare sozialwissenschaftliche Expertise kaum ernsthaft ab. Die Reihe „Gesundheit und Gesellschaft“ setzt an diesem Vermittlungsdefizit an und systematisiert eine sozialwissenschaftliche Perspektive auf Gesundheit. Die Beiträge der Buchreihe umfassen theoretische und empirische Zugänge, die sich in der Schnittmenge sozial- und gesundheitswissenschaftlicher Forschung befinden. Inhaltliche Schwerpunkte sind die detaillierte Analyse u. a. von Gesundheitskonzepten, gesundheitlicher Ungleichheit und Gesundheitspolitik.

Heike Ohlbrecht · Astrid Seltrecht
(Hrsg.)

Pflege: Systemrelevant – und nun?

Theorie und Praxis im Dialog

Springer VS

Hrsg.
Heike Ohlbrecht
Institut Gesellschaftswissenschaften, Bereich für Soziologie (SOZ)
Otto-von-Guericke-Universität Magdeburg
Magdeburg, Deutschland

Astrid Seltrecht
Institut Bildung, Beruf und Medien, Bereich Berufs- und Betriebspädagogik (BBP)
Otto-von-Guericke-Universität Magdeburg
Magdeburg, Deutschland

ISSN 2626-6172 ISSN 2626-6180 (electronic)
Gesundheit und Gesellschaft
ISBN 978-3-658-39401-1 ISBN 978-3-658-39402-8 (eBook)
https://doi.org/10.1007/978-3-658-39402-8

Die Deutsche Nationalbibliothek verzeichnet diese Publikation in der Deutschen Nationalbibliografie; detaillierte bibliografische Daten sind im Internet über http://dnb.d-nb.de abrufbar.

Planung/Lektorat: Katrin Emmerich
Springer VS ist ein Imprint der eingetragenen Gesellschaft Springer Fachmedien Wiesbaden GmbH und ist ein Teil von Springer Nature.
Die Anschrift der Gesellschaft ist: Abraham-Lincoln-Str. 46, 65189 Wiesbaden, Germany

Inhaltsverzeichnis

Einleitung

Heike Ohlbrecht und Astrid Seltrecht

Die im Jahr 2019 ausgebrochene Covid-19-Pandemie erschütterte das soziale Leben weltweit. Neben der akuten Bedrohung von Menschenleben und dem Erleben von Lockdowns waren viele Wirtschaftsbereiche, wie z. B. Einzelhandel, Eventbranche, Tourismus oder Gastronomie, massiv betroffen, konnten jedoch mit (relativer) staatlicher Unterstützung – zumindest in Deutschland – rechnen. Diese historisch kaum vergleichbare Krise erfasste den Gesundheits- und Pflegebereich (im professionellen Feld wie auch in der Laienpflege) mit immenser Wucht, war dies doch der Sektor, der akut gefragt war und auf dem alles Augenmerk lag. Die Pandemie wurde zuvorderst als ein medizinisches Problem betrachtet und es galt und gilt, Menschenleben zu schützen und das Gesundheitssystem vor einem Kollaps zu bewahren. In den ersten Monaten der Pandemie lag die Hospitalisierungsrate zwischen 7,1 (Stand 01.04.2020) und 0,45 (Stand 01.08.2020), steigerte sich auf 15,74 (Stand 24.12.2020), lag ein Jahr später bei 7,79 (Stand 24.12.2021) und erreichte am 11.10.2022 den letzten Höhepunkt mit einer Hospitalisierungsrate von 22,35 (RKI, 2022).

In den ersten bewegten Monaten der Pandemie wurde der Mythos der Systemrelevanz geboren. Gruppen von Berufen, die der Aufrechterhaltung kritischer Infrastrukturen dienen, rückten in den Fokus der Aufmerksamkeit. Für

H. Ohlbrecht (✉)
Institut Gesellschaftswissenschaften, Bereich für Soziologie (SOZ), Otto-von-Guericke-Universität Magdeburg, Magdeburg, Deutschland
E-Mail: heike.ohlbrecht@ovgu.de

A. Seltrecht
Institut Bildung, Beruf und Medien, Bereich Berufs- und Betriebspädagogik (BBP), Otto-von-Guericke-Universität Magdeburg, Magdeburg, Deutschland
E-Mail: astrid.seltrecht@ovgu.de

H. Ohlbrecht und A. Seltrecht (Hrsg.), *Pflege: Systemrelevant – und nun?*, Gesundheit und Gesellschaft, https://doi.org/10.1007/978-3-658-39402-8_1

eine kurze Zeit standen Paket- und Briefbot*innen, Tätige im Einzelhandel, Müllwerker*innen, Erzieher*innen und, besonders herausgehoben, Krankenpflegekräfte im Zentrum der Wertschätzung. Sie wurden beklatscht, medial unterstützt und als Held*innen gefeiert (z. B. die Kampagne der Bundesregierung „#besonderehelden – Zusammen gegen Corona"). Ihnen wurden Aufwertung und Unterstützung, nicht zuletzt auch in monetärer Form, versprochen: „…während der Corona-Krise [setzte] sich immerhin punktuell auch im Mainstream einer sichtbaren Medienöffentlichkeit [die Einsicht durch], dass nämlich Kümmern, Sorgen, Pflegen und Versorgen systemrelevante Tätigkeiten sind." (Villa, 2020, S. 433). Häufig handelt es sich hierbei um Tätigkeiten, „die systemkritisch sind, aber deren Entlohnung kaum dafür reicht, davon gut zu leben" (Villa, 2020, S. 433 f.), und die mehrheitlich von Frauen ausgeübt werden. Was ist von der Wertschätzung und der „Heldenrhetorik" (Thomä, 2020) nach zwei Jahren geblieben? Wohl eher Ernüchterung auf vielen Ebenen. Viele Versprechungen stehen immer noch uneingelöst im Raum.

Die Situation während der Pandemie gestaltete sich für Pflegeberufe dabei durchaus sehr unterschiedlich. Um nur ein Beispiel zu nennen: Die Akutpflege auf den Intensivstationen stand im Fokus der Aufmerksamkeit und war besonders belastet, Pflegekräfte im Bereich der rehabilitativen Pflege sahen sich plötzlich mit einer verminderten Anzahl aus den Akutkliniken verlegter Patient*innen konfrontiert und hier drohte – aufgrund der Konzentration auf die Intensivmedizin – sogar Kurzarbeit. Auch der Pflegealltag in der Altenpflege änderte sich während der Pandemie massiv. Altenheime wurden zu Hochsicherheitstrakten. Es galt, die vulnerablen Gruppen besonders zu schützen. Die damit verbundenen neuen pflegerischen Anforderungen, aber auch die Belastungen, die sich aus der Separierung der alten Menschen für diese selbst sowie für das Pflegepersonal ergaben, waren immens.

Der Pflegesektor war jedoch schon lange vor der Pandemie von Unsicherheiten geprägt (hohe Fluktuationen, Unzufriedenheiten aufgrund schlechter Bezahlung, Prekarisierung, Ökonomisierung des Gesundheitswesens etc.). Der allseits bekannte „Pflegenotstand" ist nun nicht mehr länger zu leugnen und die Krise spitzt sich einerseits zu, andererseits ergibt sich ein Momentum, um angesichts einer neuen gesellschaftlichen Wertschätzung bzw. Diskussion von Pflegeberufen über die Bedingungen dieses Berufsstandes neu nachzudenken. Immerhin handelt es sich hierbei um einen der größten Arbeitsmärkte in Deutschland mit beständig wachsenden Beschäftigtenzahlen und im Vergleich aller Branchen mit den höchsten Wachstumsraten (Bundesagentur für Arbeit, 2022). Trotz der Wachstumsraten im Gesundheitswesen prognostiziert der Pflegereport der Bertelsmann

Stiftung einen eklatanten Mangel an Fachkräften: Die Zahl der Pflegebedürftigen werde bis 2030 um 50 % steigen. Zugleich nehme die Zahl derjenigen ab, die in der Pflege arbeiten. Demnach werden fast 500.000 Vollzeitkräfte in der Pflege fehlen, wenn sich die derzeitigen Trends fortsetzen (Rothgang et al., 2012). Auf politischer Ebene werden mit den Pflegestärkungsgesetzen, mit den Verordnungen zur Festlegung von Personaluntergrenzen in pflegesensitiven Bereichen in Krankenhäusern und mit der Ermittlung des Pflegepersonalquotienten die pflegerische Versorgung sicherzustellen versucht. Die von den drei Bundesministerien BMG, BMFSFJ und BMAS im Jahr 2018 initiierte Konzertierte Aktion Pflege (KAP) entwickelt Vorschläge für die Gewinnung von mehr Auszubildenden in der Pflege, für eine bundeseinheitliche Personalbemessung, für eine höhere Entlohnung und für bessere Ausbildungs- und Arbeitsbedingungen.

Für die Berufe im Gesundheitssystem zeigen sich in der Pandemie besondere Herausforderungen, insbesondere für die ohnehin schon von einem hohen Anforderungspotenzial gezeichnete Akutpflege: erneut steigende Leistungsansprüche bei fehlender oder als nicht angemessen empfundener Gratifikation. Die zusätzliche Bedrohung der eigenen Person und damit einhergehende potenzielle Gefährdung von Familienangehörigen durch eine mögliche Ansteckung sowie eine anhaltende Alarmbereitschaft, da ein tatsächliches Ende der Pandemie, auch nach zwei Jahren, nicht in Sicht ist, kommen zur bisherigen prekären Situation neu hinzu.

Im Jahr 2018, also im Vor-Coronazeitalter, gehörten Pflegekräfte mit 23 Tagen bereits zu den Berufsgruppen mit der höchsten Anzahl an Arbeitsunfähigkeitstagen pro Jahr (TK, 2019). Auch die Zahlen zu Erwerbsminderungsrenten in der Krankenpflege zeigen, dass der Anteil junger Pflegekräfte (unter 40 Jahren) mit 25 % fast doppelt so hoch liegt wie der in den übrigen Berufsgruppen mit 12,9 % (Schröer, 2016, S. 5). Das Zusammenspiel gesundheitsbelastender Faktoren (Schichtarbeit, Unterbesetzung) innerhalb des Berufs sowie die zusätzlichen Belastungen durch informelle Pflege und Care-Arbeiten im privaten Raum für die meist weiblichen Pflegekräfte führen innerhalb des Berufszweigs zu einer verkürzten Verweildauer von lediglich 13,7 Jahren (TK, 2017). 40 % der Beschäftigten in der Altenpflege erwägen derzeit, aus dem Beruf auszusteigen (Bardeleben & Schaft, 2021). „Altenpflegekräfte fehlten 2020 aufgrund von Krankheiten 24,8 Tage und damit rund zehn Tage mehr im Jahr als Berufstätige insgesamt (14,6 Tage). Beschäftige in der Krankenpflege verzeichneten im Schnitt 22,4 Fehltage. Damit sind Beschäftigte in der Pflege nicht nur häufiger und insgesamt länger krank. Pflege geht auch deutlich stärker als andere Berufe auf den Rücken und die Psyche. Im Schnitt waren Altenpflegekräfte 5,4 Tage aufgrund von Muskel-Skelett-Beschwerden krankgeschrieben, bei den Krankenpflegekräften sind es 4,7 Tage. Psychische Erkrankungen schlagen mit 5,3 bzw. 4,5 Tagen zu Buche, gefolgt von Krankheiten des Atmungssystems, wie zum Beispiel Erkältungen, mit 3,2 beziehungsweise 3,0 Tagen." (TK, 2021). Ein drohender Verlust der Beschäftigungsfähigkeit ist bereits hinsichtlich des zukünftig vermehrt steigenden Fachkräftebedarfs an Pflegepersonal alarmierend und verschärft sich aufgrund der vermehrten Belastungen, die mit der Corona-Pandemie einhergehen. Zwar wurde im Zuge der Pandemie die Bedeutung der Pflege als systemrelevanter Beruf sichtbar – gleichzeitig gilt dies jedoch auch für die Risiken des Berufs (fehlende Planungssicherheiten, Ansteckungsrisiko), die hinsichtlich eines Berufseinstiegs und -verbleibs auch eine abschreckende Wirkung haben können.

Durch die Corona-Pandemie wird ein seit langem bekanntes Problem auf neue und bisher nie dagewesene Weise zugespitzt: Der drohende Pflegenotstand in Verbindung mit einem Nachwuchsproblem und einer kurzen Verweildauer im Beruf verschärfen sich und werfen Fragen nach einer Steigerung der Attraktivität der Pflege und der Fachkräftebindung angesichts der durch die Krise ausgelösten Veränderungen auf. Zwar erfährt die Pflege öffentlichen Zuspruch durch ihre Einstufung als systemrelevant, jedoch ist unklar, wie sich der Beruf verändert und welche Folgen sich daraus ergeben. Die Erfahrung des Erlebens eines Bruchs zwischen postulierter Systemrelevanz einerseits, erhöhter Arbeitsbelastungen sowie ungesicherten Umständen in Krisensituationen andererseits können zu einer Verstärkung gesundheitlicher Belastung und/oder des Ausgebranntseins im Beruf führen. All dies trägt nicht dazu bei, das Nachwuchsproblem in der Pflege zu lösen, die Fachkräftebindung zu steigern und die Berufe attraktiv(er) zu machen. Momentan dominiert das Krisennarrativ und die Vorteile des Berufs bzw. die Berufswahlmotive kommen kaum zum Tragen. Es ist eine offene Frage, ob sich das Berufsethos verändert und sich die Wahrnehmung der Gesundheitsberufe durch die Pandemieerfahrung radikal ändert. Wir haben es derzeit mit der ersten Generation von Pflegekräften zu tun, die eine Pandemie in einem solchen Ausmaß erlebt hat und immer noch bewältigen muss. Dass die Kosten dafür durchaus hoch sind, zeigen etliche Studien, die die gesundheitlichen Folgekosten für die Pflegeberufe aufzeigen (Eggert & Teubner, 2021; Hower et al., 2020; IPP, 2020; Kramer et al., 2021; Rheindorf et al., 2020; Stolle et al., 2020; ZQF, 2020).

In der Krankenpflege besteht bereits seit Jahren ein Fachkräftemangel, dessen potenziell bedrohliche Folgen im Zuge der Corona-Pandemie besonders vor Augen geführt wurden und den Bedarf einer zielgerichteten Vorgehensweise für Kliniken und andere betriebliche Kontexte der Pflege erneut verdeutlicht. Es gilt nun, verstärkt danach zu fragen, welche organisationalen Gesundheitsressourcen in diesen beruflichen Feldern zur Verfügung stehen, wie es um Entscheidungs-, Handlungs- und Gestaltungsspielräume steht, sodass negativen Arbeitsfolgen, wie Überforderung, Überlastung und Resignation, vorgebeugt werden kann? Über welche Erfahrungen bezüglich veränderter Anforderungen berichten betroffene Pflegekräfte in den Zeiten der Pandemie?

Die Idee zum vorliegenden Buch entstand in der ersten kurzen Phase nach dem ersten Lockdown im Sommer 2020. Noch war das Land wie gelähmt von Lockdown, Ansteckungs- und Übertragungsängsten, fehlenden Materialien (Masken) und ganz zu schweigen von fehlenden Impfstoffen. Durch schon bestehende langjährige Forschungskooperationen mit der Heinrich-Sommer-Klinik in Bad Wildbad (siehe die Beiträge von Wolfgang Dings und Jürgen Moosburger in diesem Band) wurden die Herausgeberinnen in besonderer Weise auf die Situation von Pflegekräften in der rehabilitativen Pflege aufmerksam gemacht. Die Herausgeberinnen begannen sich in ethnografischer Form der Situation zu nähern und führten explorative Interviews. Daraus entstand die Idee, ein Buch zu verfassen, welches Beschäftigten im Gesundheitssystem eine Stimme verleiht.

Das vorliegende Buch möchte in die Welt der Pflegeberufe eintauchen und die Bedarfe der Akteur*innen widerspiegeln sowie die Perspektive der Pflegenden und deren Bedürfnisse und Wünsche berücksichtigen und darauf aufbauend Konzepte zur Sicherung der Beschäftigungsfähigkeit entwickeln. Eine Analyse der Situation kann helfen, dem vielfach drohenden Verlust der Beschäftigungsfähigkeit von Pflegenden sowie deren frühzeitiges Ausscheiden aus dem Beruf entgegenzuwirken und darauf aufbauend Konzepte zu entwickeln. Es reicht nicht aus, von Systemrelevanz zu sprechen, denn „(g)laubwürdig ist die Heroisierung nur, wenn sie mit einer nachhaltigen Veränderung der Wertschätzung derer einhergeht, die in unserer Gesellschaft lebensnotwendige Aufgaben erfüllen." (Thomä, 2020, S. 56). Es gilt konkret zu hinterfragen, welche Erfahrungen Pflegekräfte in der pandemischen Situation machen und wie es gelingen kann, Sorge-, Pflege- und Carearbeit als das wertzuschätzen, was es ist, nämlich eine Gabe von Mensch zu Mensch, auf die wir als soziale Wesen von Beginn unseres Lebens an unzweifelhaft angewiesen sind und die strukturell-gesellschaftlich aufgewertet werden muss. Die Pflege*bedürftigkeit* menschlichen Lebens gehört zu unserer conditio humana unhintergehbar hinzu, aber ebenso die Pflege*fähigkeit*. Jede Gesellschaft ist aufgefordert, die Ermöglichung von Care zu gestalten (vgl. Villa, 2020, S. 446). Hier bestehen ohne Zweifel große Reserven. Die Covid-19-Pandmie kann auch als ein Krisenszenario gelesen werden, welches „Möglichkeiten für einen gesellschaftlichen Pfad- und Systemwechsel" (Rosa, 2020, S. 193) bereithält, derzeit zeigt sich aber eher die „Schwerkraft des herrschenden Vergesellschaftungsmodus" (Lessenich, 2020, S. 228), denn so lange der vergeschlechtlichte

Arbeitsmarkt (Feminisierung von Pflege im häuslichen Bereich als auch im professionellen Feld), die Naturalisierung von Pflege und eine Ökonomisierung von Care Hand in Hand gehen, ist keine Lösung in Sicht.

Die Beiträge im Einzelnen:
Vivienne Thomas geht in ihrem Beitrag der Frage nach, inwiefern Mitarbeiter*innen des Medizinischen Dienstes der Krankenversicherung (MDK) pandemiebezogene Unterstützungsarbeit geleistet und die damit einhergehenden Veränderungen des Arbeitsumfeldes erfahren haben. Der grundlegende Konflikt für die Mitarbeitenden des MDK bestand dabei darin, das organisationseigene Arbeitsvolumen zu absolvieren und gleichzeitig andere Einrichtungen in der Pandemiebekämpfung zu unterstützen. Dazu wurden drei Leitfadeninterviews mit Angestellten des MDK durchgeführt, die unterschiedliche Erfahrungen mit pandemiebezogener Unterstützungsarbeit gemacht haben. Thematisiert wurden die wahrgenommenen Veränderungen der Arbeitsbelastungen, die Bereitschaft zu pandemiebezogener Unterstützungsarbeit sowie die geleistete Unterstützungsarbeit an sich.

Berufliche Veränderungen für intensivmedizinische Pflegekräfte im Zuge der Covid-19-Pandemie haben Madlen Hörold, Karl Philipp Drewitz, Julia Piel, Ilona Hrudey, Claudia Hasenpusch, Vreni Brunnthaler und Christian Apfelbacher in einer umfangreichen qualitativen Interviewstudie untersucht. So konnten insgesamt 39 Personen an zwei Zeitpunkten (März–Juli 2020/November 2020–März 2021) in leitfadengestützten Interviews befragt werden, die iterativ-zyklisch im Stile der Grounded Theory ausgewertet wurden. Die Forschungsgruppe konnte die Schlüsselkategorie „Ambivalenz" im Erleben des pandemischen Berufsalltags sowie eine Typologie zum Umgang mit ebendieser herausarbeiten und diese auf verschiedenen gesellschaftlichen Ebenen zueinander in Beziehung setzen.

Julia Weigt, Astrid Eich-Krohm, Christine Holmberg, Franziska König, Andreas Bergholz, Sibille Merz, Joshua Paul und Christian Apfelbacher präsentieren Forschungsergebnisse, die im Rahmen des „Corona Care"-Projektes entstanden sind, das sich der Situation der stationären Langzeitpflege in Sachsen-Anhalt aus Sicht der Beschäftigten angenommen hat. Die qualitativ erhobenen Daten zielen auf die Machbarkeitsgrenzen im Pflegealltag und damit verbundene Handlungsstrategien ab, zeigen aber auch den prozessualen Verlauf im Umgang mit der Pandemie. Die Autor*innen arbeiten so das dialektische Verhältnis der Eindämmungsmaßnahmen der Pandemie in der stationären Langzeitpflege heraus.

Der Beitrag von Gudrun Silberzahn-Jandt, Anne Thier und Christine Holmberg befasst sich mit dem Krankheitserleben von Beschäftigten in Einrichtungen der Gesundheitsversorgung während der ersten und zweiten Welle der Covid-19-Pandemie. Die Autorinnen erhoben narrative Interviews mit Pflegekräften im Anschluss an deren Rückkehr an den Arbeitsplatz nach einer überstandenen Corona-Erkrankung. In diesem Zusammenhang werden die Befragten in ihrem Erleben als Kranke besonderer Art beschrieben, denn sie blicken auf sich, ihren Körper und ihre Leiblichkeit, mit einem professionellen Blick und dem eines kranken Menschen gleichzeitig.

Nathalie Glamann und Gian-Luca De Carlo nehmen die Arbeitsbelastungen von medizinischen Pflegekräften während des ersten Pandemiejahres in den Blick und entwickeln ein Modell zur Erklärung ebendieser. Die Daten, aus denen sie ihr Modell entwickeln, stammen aus einer explorativen Interviewstudie, die an der Otto-von-Guericke-Universität Magdeburg 2020/21 durchgeführt wurde. Glamann und De Carlo arbeiten ursächliche Bedingungen, Handlungsstrategien und Konsequenzen, die im Zusammenhang mit den Arbeitsbelastungen während der Pandemie stehen, heraus und verbinden diese mit gesellschaftstheoretischen Konzepten.

Der Beitrag von Wolfgang Dings diskutiert angesichts der dringlichen Notwendigkeit einer umfassenden Strategie zur Sicherung einer ausreichenden Anzahl an Pflegekräften Möglichkeiten der Prävention von Dropouts aus dem Pflegeberuf. Das Ausscheiden aus dem Beruf soll über Maßnahmen der Prävention und durch individuelle Lösungen bei dem Eintreten einer gesundheitlichen Problematik verhindert werden, sodass eine Weiterarbeit in der Pflege ermöglicht wird. Des Weiteren wird Überlegungen nachgegangen, wie mittels unterschiedlicher Modi der Laufbahnsicherung flankierend eine Stützung im Beruf erfolgen kann.

Jürgen Moosburger legt im Rahmen eines Zeitzeugenberichts gemachte Erfahrungen und darüberhinausgehende Gedanken als Ärztlicher Leiter eines medizinischen Rehabilitationszentrums dar. Vor dem Hintergrund der Voraussetzungen für eine Pandemie, des Aufzeigens der Gefährlichkeit des Coronavirus SARS CoV 2 und des Verlaufs der Corona-Pandemie zwischen erstem Auftreten des Virus bis zum Abzeichnen einer bevorstehenden vierten Welle legt er persönliche Gedanken bezüglich einer differenten Wahrnehmung innerhalb der Bevölkerung dar und geht auf den besonderen Stand des Pflegeberufs in der Gesellschaft und in den Medien zur Zeit der Pandemie ein.

Literatur

Bardeleben, T. von, & Schaft, T. (2021). Jetzt handeln! Pflege.Stark.Machen. *Altenpflege im Fokus 2021, 11,* 18–26.

Bundesagentur für Arbeit. (2022). *Beschäftigte in Deutschland nach Berufsgruppen am 30. Juni 2021.* https://de.statista.com/statistik/daten/studie/1099494/umfrage/beschaeftigte-in-deutschland-nach-berufsgruppen/. Zugegriffen: 6. Apr. 2022.

Die Techniker (TK). (2017). *Die Position der TK. Ein Masterplan für die Pflege.* https://www.tk.de/resource/blob/2042726/a52e0cba10fd816e0b772b2a40ab0f38/tk-position---masterplan-fuer-die-pflege-data.pdf. Zugegriffen: 6. Apr. 2022.

Die Techniker (TK). (2019). *Gesundheitsreport 2019. Pflegefall Pflegebranche? So geht's Deutschlands Pflegekräften.* https://www.tk.de/resource/blob/2059766/2ee52f34b8d545eb81ef1f3d87278e0e/gesundheitsreport-2019-data.pdf. Zugegriffen: 6. Apr. 2022.

Die Techniker (TK). (2021, Juli 12). *Fehlzeiten bei Pflegekräften erneut gestiegen.* https://www.tk.de/presse/themen/praevention/gesundheitsstudien/steigende-fehlzeiten-bei-pflegekraeften-2111088?tkcm=ab. Zugegriffen: 6. Apr. 2022.

Eggert, S., & Teubner, C. (2021). *Die SARS-CoV-2-Pandemie in der professionellen Pflege: Perspektiven stationärer Langzeitpflege und ambulanter Dienste. ZQP-Analyse.* https://www.zqp.de/produkt/analyse-corona-langzeitpflege/. Zugegriffen: 6. Apr. 2022.

Hower, K., Pfaff, H., & Pförtner, T.-K. (2020). Pflege in Zeiten von Corona. Onlinebefragung von Leitungskräften zu Herausforderungen, Belastungen und Bewältigungsstrategien. *Pflege, 33*(4), 207–218. https://doi.org/10.1024/1012-5302/a000752.

Institut für Public Health und Pflegeforschung (IPP). (2020). Zur Situation der Langzeitpflege in Deutschland während der Corona-Pandemie. Ergebnisse einer Online-Befragung in Einrichtungen der (teil)stationären und ambulanten Langzeitpflege. https://www.socium.uni-bremen.de/uploads/Ergebnisbericht_Coronabefragung_Uni-Bremen_24062020.pdf. Zugegriffen: 6. Apr. 2022.

Kramer, V., Papazova, I., Thoma, A., Kunz, M., Falkai, P., Schneider-Axmann, T., Hierundar, A., Wagner, E., & Hasan, A. (2021). Subjective burden and perspectives of German healthcare workers during the COVID-19 pandemic. *European Archives of Psychiatry and Clinical Neuroscience, 271,* 271–281. https://doi.org/10.1007/s00406-020-01183-2.

Lessenich, S. (2020). Soziologie – Corona – Kritik. *Berliner Journal für Soziologie, 30,* 215–230. https://doi.org/10.1007/s11609-020-00417-3.

Rheindorf, J., Blöcker, J., Himmel, C., & Trost, A. (2020). Wie erleben Pflegefachpersonen die Corona-Pandemie? *Pflege Zeitschrift, 73*(8), 50–53. https://doi.org/10.1007/s41906-020-0761-4.

Robert Koch-Institut (RKI). (2022). *7-Tage-Inzidenz Hospitalisierungen.* https://www.rki.de/DE/Content/InfAZ/N/Neuartiges_Coronavirus/Situationsberichte/COVID-19-Trends/COVID-19-Trends.html?__blob=publicationFile#/home. Zugegriffen: 6. Dez. 2022.

Rosa, H. (2020). Pfadabhängigkeit, Bifurkationspunkte und die Rolle der Soziologie. Ein soziologischer Deutungsversuch der Corona-Krise. *Berliner Journal für Soziologie, 30,* 191–213. https://doi.org/10.1007/s11609-020-00418-2.

Rothgang, H., Müller, R., & Unger, R. (2012). *Themenreport „Pflege 2030" Was ist zu erwarten – was ist zu tun?* https://www.bertelsmann-stiftung.de/de/publikationen/publikation/did/themenreport-pflege-2030#detail-content-3544-0. Zugegriffen: 6. Apr. 2022.

Schröer, L. (2016). Erwerbsminderungsrenten in der Krankenpflege: Erklärungsansätze und Handlungsempfehlungen. *Forschung Aktuell*, Nr. 01/2016. http://nbn-resolving.de/urn:Nbn:De:0176-201601019. Zugegriffen: 6. Apr. 2022.

Stolle, C., Schmidt, A., Domhoff, D., Friedrich, A. C., Heinze, F., Preuß, B. Seibert, K. Rothgang, H., & Wolf-Ostermann, K. (2020). Bedarfe der Langzeitpflege in der COVID-19-Pandemie. *Zeitschrift für Gerontologie und Geriatrie, 53,* 788–795. https://doi.org/10.1007/s00391-020-01801-7.

Thomä, D. (2020). Die Spaltung der Corona-Gesellschaft und die Feier der Alltagshelden. In B. Kortmann & G. G. Schulze (Hrsg.), *Jenseits von Corona: Unsere Welt nach der Pandemie – Perspektiven aus der Wissenschaft* (S. 51–58). transcript. https://doi.org/10.1515/9783839455173-006..

Villa, P.-I. (2020). Corona-Krise meets Care-Krise – Ist das systemrelevant? *Leviathan, 48*(3), 433–450. https://doi.org/10.5771/0340-0425-2020-3-433.

Zentrum für Qualität und Pflege (ZQP). (Hrsg.) (2020). Wir haben physisch und psychisch sehr gelitten. *ZQP diskurs. Das Magazin der Stiftung Zentrum für Qualität in der Pflege, 21,* 10–13.

Zwischen persönlichem Idealismus und gesellschaftlichem Druck: Der Beitrag von MDK-Mitarbeitenden in Zeiten der Corona-Pandemie

Vivienne Thomas

Am 18.03.2020 erscheint die erste, pandemiebezogene Pressemitteilung des Medizinischen Dienstes des Spitzenverbandes mit der Überschrift: „Medizinische Dienste bieten Unterstützung an" (Medizinischer Dienst des Spitzenverbandes Bund der Krankenkassen (MDS), 2020a, März 18). Darin heißt es, dass Mitarbeitende des Medizinischen Dienstes der Krankenversicherung (MDK)[1] dazu bereit sind, in der pflegerischen Versorgung oder in öffentlichen Stellen, z. B. in Gesundheitsämtern, auszuhelfen. Der MDK sei sich darüber bewusst, dass in der Situation ein Zusammenhalt, in Form von Bündelung aller möglichen Kräfte, erfolgen müsse (ebd.). Gleichzeitig wird verkündet, dass alle Präsenz-Begutachtungen, die für die Feststellung von Pflegebedürftigkeit der Versicherten erforderlich sind sowie Qualitätsprüfungen in Pflegeeinrichtungen zum Schutz der älteren, vulnerablen Personengruppen ausgesetzt werden (MDS & MDK, 2020, März 18; MDS, 2020b, März 18). Dies wird auch im Rahmen des im März 2020

[1] Für die vorliegende Betrachtung wurde sich auf den Geschäftsbereich Pflegeversicherung fokussiert. Mitarbeitende des Medizinischen Dienstes der Krankenversicherung (MDK) dieses Geschäftsbereiches sind pflegerisch ausgebildet und begutachten im Rahmen ihrer Tätigkeit die Qualität von Pflegeeinrichtungen oder erheben den Pflegebedarf von Antragstellenden. Normalerweise besuchen die Mitarbeitenden die Antragsteller (z. B. pflegebedürftige Menschen) im häuslichen Umfeld, um die Pflegebedürftigkeit und Einstufung in einen Pflegegrad festzustellen. Unangekündigte Qualitätsprüfungen in Pflegeeinrichtungen finden ebenso vor Ort statt. Mit dem MDK-Reformgesetz änderte sich die Bezeichnung von MDK auf MD (Medizinische Dienste), um Unabhängigkeit von den Krankenkasse zu demonstrieren. Im Untersuchungszeitraum war jedoch noch die Bezeichnung MDK gültig.

V. Thomas (✉)
Institut Bildung, Beruf und Medien, Bereich Berufs- und Betriebspädagogik (BBP), Otto-von-Guericke-Universität Magdeburg, Magdeburg, Deutschland
E-Mail: vivienne.thomas@ovgu.de

H. Ohlbrecht und A. Seltrecht (Hrsg.), *Pflege: Systemrelevant – und nun?*, Gesundheit und Gesellschaft, https://doi.org/10.1007/978-3-658-39402-8_2

verabschiedeten Krankenhausentlastungsgesetz festgehalten – Qualitätsüberprüfungen sollen bis Ende September 2020 ausgesetzt werden (Bundestag, 2020, § 151).

Einen Tag später verkündet der damalige Bundesgesundheitsminister Jens Spahn, dass durch die Unterstützung von MDK-Mitarbeitenden insbesondere Pflegeheime, die personelle Engpässe haben, entlastet werden sollen (Norddeutscher Rundfunk, 2020). Ausgebildete Pflegekräfte und Ärzte/Ärztinnen des Medizinischen Dienstes, die sonst als Gutachtende tätig sind, sollen in den Heimen eingesetzt werden. Kurzfristig melden sich Pflegeeinrichtungen beim MDK, um Personalbedarf anzumelden. Bereits am gleichen Tag erscheint eine weitere, ressourcenrelativierende Pressemitteilung, in der auf die personelle Begrenztheit des MDK hingewiesen wird (MDK, 2020, März 19). Hinzu kommt, dass die Unterstützung der MDK-Mitarbeitenden zunächst einer genauen Prüfung unterliege, welche Einsatzmöglichkeiten „sinnvoll und praktisch umsetzbar" erscheinen (ebd.). Die Koordination soll auf Landesebene erfolgen.

Insgesamt sind 10.738 Mitarbeiterinnen und Mitarbeiter beim MDK beschäftigt (Stand Jahresevaluation 2019, s. Abb. 1). Davon wurden rund 800 Beschäftigte (ca. 8 %) in systemrelevanten Bereichen in Zeiten der Pandemie eingesetzt (MDK forum, 2020). Dies betraf vor allem folgende Bereiche (ebd.):

- Organisation und Koordination in Gesundheitsämtern
- Unterstützung in der Notaufnahme in Krankenhäusern
- Unterstützung in Pflegeheimen
- Realisierung einer Hotline für Beratungen
- Unterstützung bei der Entnahme von Abstrichen
- Unterstützung bei der Realisierung eines Corona-Behandlungszentrums
- Beratung in der Katastrophenhilfe
- Koordination von Rettungsdiensten

Im Frühjahr 2020 unterstützten 540 Pflegefachkräfte, 210 Ärztinnen und Ärzte sowie 60 weitere Mitarbeiter/innen (z. B. Kodierfachkräfte) des Medizinischen Dienstes in unterschiedlichen Bereichen der Gesundheitsversorgung und des Gesundheitssystems (MDS, 2020, Mai 26). Von den insgesamt 810 Mitarbeiterinnen und Mitarbeitern waren mehr als die Hälfte in Gesundheitsämtern tätig, um dort Infektionsketten nachzuverfolgen und telefonisch zu beraten (ebd.). Weitere Mitarbeitende waren in Abstrichzentren und Ambulanzen tätig oder wurden als Mitglied in Krisenstäben eingesetzt, um regionale Netzwerke zur Versorgung von an Covid-19 erkrankten Personen zu planen und aufzubauen (ebd.). Außerdem halfen Mitarbeitende des MDK direkt in der pflegerischen Versorgung aus,

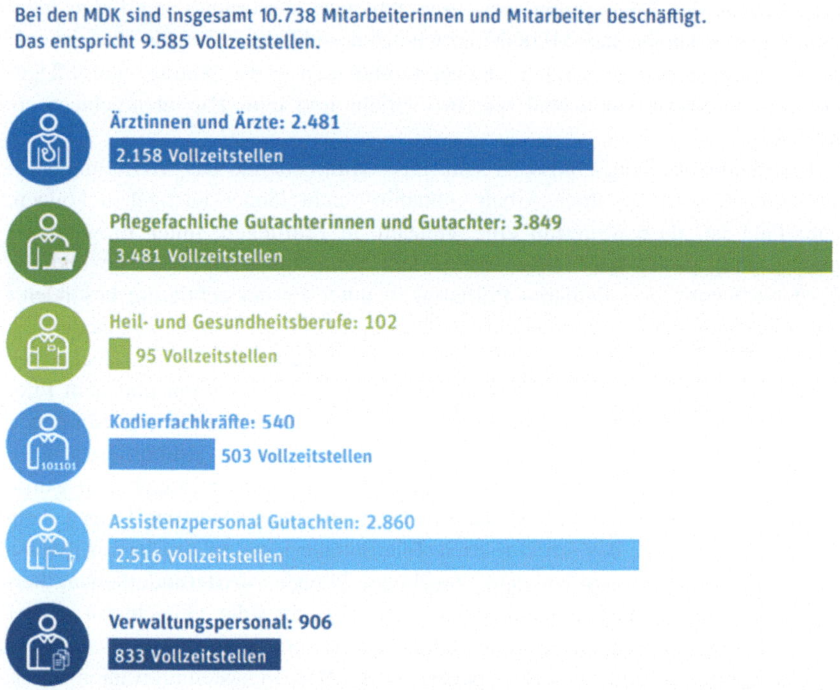

Abb. 1 Personal beim MDK. (Nach Medizinischer Dienst des Spitzenverbandes Bund der Krankenkassen e. V., 2020, S. 22)

z. B. in Pflegeheimen, wenn dort Personal in Quarantäne musste oder infiziert war (ebd.).

In Sachsen unterstützten 20 Mitarbeitende des MDK die Gesundheitsämter als sogenannte mobile Abstrichteams (MDS, 2020, April 14). Sie fuhren Pflegeeinrichtungen sowie häusliche Bereiche an, um dort dem Gesundheitsamt gemeldete Corona-Kontaktpersonen zu testen oder übernahmen die telefonische Nachverfolgung von Kontaktpersonen. Der Medizinische Dienst Westfalen-Lippe stellte dem Gesundheitsamt, Krankenhäusern und Pflegeeinrichtungen insgesamt 180 Mitarbeitende zur Verfügung (Plotke, 2020, November 6). Doch es wird ebenso erkennbar, dass nicht unbegrenzt viele Mitarbeitende ausgeliehen werden können. Das Aussetzen der Begutachtung bedeutet nicht zwangsläufig eine fehlende Beschäftigung der Mitarbeitenden, im Gegenteil: der Institution droht ein Aufschub von abzuarbeitenden Anträgen und den Antragstellern droht eine

Verzögerung der Bearbeitung, was eine fehlende Versorgung zur Folge hätte (ebd.). Der Ausleihe der MDK-Mitarbeitenden steht demnach die zu leistende Begutachtungsarbeit gegenüber, dessen Grundlagen – die Anträge auf Pflegeleistung – genauso hoch sind wie im Vorjahr und dem Patientenrechtegesetz unterliegen.

Es scheint ein Trugschluss zu sein, dass Mitarbeitende des MDK unterstützen können, weil sie ihrer Arbeit ‚ohnehin' nicht länger nachgehen können, denn Fakt ist, dass weiterhin eine Vielzahl an Prüfungen, unter Entwicklung und Nutzung neuer bzw. alternativer Methoden, durchgeführt wurde und die Wiederaufnahme der regulären Prüftätigkeit unter Berücksichtigung besonderer Anforderungen geplant werden musste. Das alles benötigt ebenso personelle Ressourcen. Die Anträge der Versicherten nicht zu bearbeiten bzw. aufzuschieben, ist keine Option, da die Versorgungsleistung von der Begutachtung und dem Pflegegrad abhängt. Begutachtungen fanden daher trotz Aussetzen von persönlichen vor-Ort-Prüfungen statt. So wurde ein Fragebogen für ein strukturiertes Telefoninterview entwickelt (MDS, 2020, September 18). Dieser Fragebogen wurde zu den Antragstellenden nach Hause geschickt, um die enthaltenen Fragen dann gemeinsam in Form des strukturierten Telefoninterviews zu bearbeiten (MDK, 2021). Die Informationen aus dem Fragebogen können zur Befunderhebung herangezogen werden und unterstützen so den Gutachter/die Gutachterin in der Durchführung der Begutachtung des Pflegebedarfs (ebd.).

Währenddessen einerseits Mitarbeitende des MDK in systemrelevanten Bereichen der Gesundheitsversorgung und Krisenbewältigung unterstützen, muss andererseits die Wiederaufnahme der Prüfungen unter Gewährleistung pandemiebezogener Regelungen geplant werden. Ein halbes Jahr setzten die Prüfungen unter persönlicher Anwesenheit aus – Entscheidungen über Telefonbegutachtungen, Aktenlage sowie persönliche Begutachtung vor Ort in Fällen besonderer Schwere (Anlassprüfungen) fanden statt. Ab Oktober 2020 sollen die Präsenz-Überprüfungen bei den pflegebedürftigen Menschen sowie die Regel-Qualitätsprüfungen in den Pflegeeinrichtungen wieder stattfinden (MDS, 2020, August 19).

Nicht mal einen Monat später muss das neu entwickelte Konzept zunächst wieder pausieren. Im November 2020 heißt es erneut: Kontaktbeschränkung und ‚Lock-down light'. Die Begutachtungen finden, wie im Frühjahr und Sommer, über strukturierte Telefoninterviews und Aktenentscheidungen statt (MDS & MDK, 2020, November 6). Lediglich zu Anlassprüfungen sind die Prüfer/innen, nach wie vor, vor Ort (ebd.). Diese Regelung wurde zunächst bis zum 15.01.2021 beschlossen (MDS, 2020, Dezember 1) und schließlich bis zum 28.02.2021 verlängert (GKV Spitzenverband & MDS, 2020, Dezember 22).

1 Im Gespräch mit MDK-Mitarbeitenden

Wie geht es den Mitarbeitenden unter den veränderten Arbeitsbedingungen? Inwiefern besteht eine Bereitschaft, in systemrelevanten Bereichen zu unterstützen? Und wie erleben die Mitarbeitenden des Medizinischen Dienstes die Unterstützungseinsätze? Um einen Einblick in das Erleben der MDK-Mitarbeitenden zu erlangen, wurden leitfadengestützte Einzel-Interviews mit drei Mitarbeitenden geführt. Die Leitfragen aus dem Interview bezogen sich auf Fragen der Bereitschaft und der Motive für einen Unterstützungseinsatz, das Erleben des (Nicht-)Einsatzes bzw. der täglichen Arbeit sowie auf Reflexionen zur Unterstützungsentscheidung. Die Interviews wurden telefonisch durchgeführt und auditiv aufgezeichnet. Die Aufnahmen wurden transkribiert und durch das Bilden von offenen Kodes ausgewertet. Die Teilnahme an dem Gespräch war freiwillig.

Die Auswahl der Gesprächsteilnehmenden erfolgte danach, inwiefern sie Erfahrungen mit einem Unterstützungseinsatz hatten. Dafür wurde

- ein Mitarbeiter (Herr C.) befragt, der sich freiwillig für einen Unterstützungseinsatz gemeldet hat und eingesetzt wurde,
- ein Mitarbeiter (Herr B.) befragt, der sich freiwillig für einen Unterstützungseinsatz gemeldet hat und nicht eingesetzt wurde und
- eine Mitarbeiterin (Frau A.) befragt, die sich nicht freiwillig für einen Unterstützungseinsatz gemeldet hat und nicht eingesetzt wurde.

Da die Unterstützungseinsätze immer auf der Freiwilligkeit der Mitarbeitenden geplant wurden, stand die vierte Option (keine freiwillige Meldung, aber Einsatz) nicht zur Diskussion.

Alle Gesprächsteilnehmenden haben eine grundständige Ausbildung als Pflegefachkraft sowie eine mehrjährige, einschlägige Berufserfahrung. Sie sind seit mindestens drei Jahren beim MDK als Gutachter/in beschäftigt.

2 Auswirkungen der Pandemie auf die tägliche Arbeitstätigkeit der MDK-Mitarbeitenden

Über die Pandemie, bzw. dass der Covid-19-Virus sich zu einer Pandemie entwickelt, haben die Gesprächsteilnehmenden vorwiegend aus den Nachrichten erfahren. Die Informationen seien zunächst nicht auf den eigenen Arbeitsbereich bezogen worden. Das Corona-Virus sei als etwas wahrgenommen worden, was sich in Asien verbreite und vermutlich Deutschland nicht erreiche. Erst als sich die Infektionszahlen weltweit ausbreiteten und das Thema vermehrt zum Gegenstand sämtlicher Nachrichtendienste wurde, sei es seitens der Befragten als potenzielles Problem erkannt worden. Da in Begutachtungssituationen ohnehin ein hohes Maß an Hygienestandards eingehalten werde, rechneten die befragten Mitarbeitenden des Medizinischen Dienstes jedoch zunächst nicht mit Einschränkungen oder Veränderungen ihrer regulären Arbeitstätigkeit. Konkrete Auswirkungen der Pandemie auf ihre Tätigkeit erlebten die gutachterlichen Personen schließlich durch Handlungen von außen, welche den Mitarbeitenden relativ abrupt die nun erforderlichen Änderungen aufzeigten: Im Interview wurde von einer Situation erzählt, in der Qualitätsprüfende von dem Einrichtungsleiter eines Pflegeheimes zum Schutz der Bewohnerinnen und Bewohner nicht zur Prüfung in das Heim gelassen worden seien. Nach Abstimmung mit Entscheidungsträgern des Medizinischen Dienstes wurde festgestellt, dass der Einrichtungsleiter sich im Recht befand – die unangekündigte Qualitätsprüfung wurde nicht aufgenommen und die Prüfenden mussten die Einrichtung verlassen. Dieser Moment sei wie ein Weckruf gewesen: *„Und das war dann halt ein Novum, wo man gemerkt hat, aha, jetzt ist es bei uns hier angekommen und jetzt wirkt es sich unmittelbar auf unsere Arbeit aus.“* (Herr C., 31 ff.).

Über ihren Arbeitgeber (der Medizinische Dienst) seien die Mitarbeitenden fortan über nächste Schritte und erforderliche Veränderungen bezüglich der Arbeitstätigkeit gut informiert worden. Die Qualitätsprüfungen in Pflegeeinrichtungen seien zunächst ausgesetzt worden. Nur im Falle von Beschwerden dürften sogenannte Anlassprüfungen durchgeführt werden. Eine der massivsten Veränderungen beschreiben die Gesprächsteilnehmenden hinsichtlich der modifizierten Begutachtungsform der festzustellenden Pflegebedarfe (Einzelbegutachtungen) – ausgehend von persönlichen vor-Ort-Begutachtungen im häuslichen Umfeld der Antragstellenden hinzu Telefoninterviews: *„Ich denke mal, ein relativ großer Brocken war da auch, dass wir die Hausbesuchsbegutachtungen nicht mehr durchgeführt haben, sondern dann gesagt haben, okay, wir steigen jetzt hier um auf telefonische Interviews.“* (Herr B., 33–35).

Diese Veränderungen erforderten eine konzeptionelle Erarbeitung des neuen Prozederes, inklusive eines Interviewleitfadens. Außerdem mussten die Mitarbeitenden in der Erhebung telefonischer Begutachtungen geschult werden. Darüber hinaus sollten die telefonischen Begutachtungen im eigenen häuslichen Umfeld (Homeoffice) durchgeführt werden. Hierfür mussten ausreichend Ressourcen zur Verfügung gestellt werden. Die Veränderung der Erhebungsform beschreiben die befragten Gutachtenden als *„gravierend“* (Herr B., 73). Um den Hilfebedarf einer antragstellenden Person zu ermitteln, seien sie nun ausschließlich auf deren Aussagen angewiesen. Dass diese nicht immer kongruent sind mit dem tatsächlichen

Bedarf, wissen die Gutachtenden aus ihrer Erfahrung. So sei es durchaus gängig, dass der eigene Bedarf relativiert wird, im persönlichen Kontakt dieser jedoch offensichtlich ist und mittels der pflegerischen Fachlichkeit erkannt wird. Daher werden Angehörige und betreuende Personen zu den telefonischen Erhebungen hinzugezogen. Befindet sich die antragstellende Person in einer Pflegeeinrichtung, unterstützen die dort tätigen Pflegefachkräfte die Erhebung. Obwohl eine persönliche Vor-Ort Begutachtung ebenso von dort tätigen Fachkräften begleitet wird, zeigt sich, dass im Telefoninterview zusätzlich Rücksicht auf die Belastungen der Pflegefachkraft in der pflegerischen Einrichtung genommen wird. Die Zusammenarbeit zwischen der gutachterlichen Person und der Pflegefachkraft erfolgt in enger Abstimmung und unter Rücksichtnahme der besonderen Situation: *„Und man muss sagen, es ist für alle schwer, das telefonisch zu machen, aber es funktioniert mittlerweile sehr, sehr gut. Und die Pflegekräfte sind da auch trotz des Personalmangels und des Zeitmanagements bereit, wirklich gute und, ja, gute Aussagen halt zu treffen und sich Zeit zu nehmen irgendwie. Und wir nehmen da natürlich immer Rücksicht und sagen:‚Also wenn Sie irgendwas Wichtiges erledigen müssen, das machen Sie selbstverständlich und wir bleiben dann in der Leitung.' Oder rufen halt auch später noch mal an. Das, ja, das funktioniert ganz gut.“* (Frau A., 242–249). Die Erhebung in Form eines ausschließlich verbalen Kontaktes erfordere bei den Gutachtenden außerdem eine tiefgreifende und flexible Interviewkompetenz. Die Veränderung der Erhebungsform hatte zur Folge, dass die Gutachtenden gezwungen waren, sich damit intensiv auseinander zu setzen: *„Das war auch ein Lernprozess, der deutlich beschleunigt an der Stelle einfach auch durch unsere Gutachter erlebt worden ist.“* (Herr B., 79 f.). Die Auftragslage habe sich zudem erhöht, d. h. dass vermehrt Anträge auf Pflegebegutachtungen bei dem Medizinischen Dienst eingingen. Inwiefern diese Erhöhung auf die Pandemie zurückgeführt werden könne, sei nicht bekannt.

Eine weitere Veränderung bezieht sich auf die Konsequenz der fehlenden Qualitätsbegutachtungen in den Pflegeeinrichtungen. So sei zu verzeichnen, dass *„die Beschwerden gegen Pflegeeinrichtungen massiv zugenommen“* haben (Herr B., 296 f.). Dies wird von den Befragten auf Verunsicherung und Misstrauen der Angehörigen zurückgeführt, die ihre pflegebedürftigen Familienangehörigen gut versorgt wissen wollen, selbst jedoch nicht in die Pflegeeinrichtungen hineindurften. So kam es dazu, dass anlassbezogene Prüfungen in den Pflegeheimen schließlich unter Beachtung spezieller Hygienemaßnahmen durchgeführt worden seien.

Die Veränderungen im Rahmen der Arbeitstätigkeit wird insgesamt als Verdichtung von Aufgaben erlebt. Dies zeigt sich vor allem darin, dass Konzepte detailreicher geplant werden müssen und dass Entscheidungen sowie ganze Prozesse schneller umgesetzt werden müssen: *„[…] wo wir teilweise sonst Vorlaufzeiten von einem Monat bis zu einem Jahr gehabt haben, bis dann irgendwelche Konzepte oder Dinge final durchdacht werden mussten, haben wir jetzt teilweise Vorwarnzeiten von einem Tag auf den anderen, wo auch ad hoc Entscheidungen getroffen werden müssen.“* (Herr B., 36–42). Zusätzlich kommen Aufgabenerweiterungen hinzu, z. B. Konzeptualisierungen von pandemiespezifischen Hygienemaßnahmen, die so vorher nicht notwendig gewesen seien. Auch bestehende Konzepte seien unter Pandemiebedingungen teilweise neu erarbeitet worden, z. B. Verhaltensweisen der Gutachterinnen und Gutachter in Pflegeeinrichtungen oder die Festlegung vorzuhaltender Schutzausrüstung.

Insgesamt veränderte sich aus der Perspektive der Mitarbeitenden des Medizinischen Dienstes ihre reguläre Arbeitstätigkeit, unabhängig von ihrer persönlichen Entscheidung, sich für oder gegen einen Unterstützungseinsatz gemeldet zu haben:

- Wurde sich für einen Unterstützungseinsatz entschieden, veränderte sich das Tätigkeitsfeld durch den Einsatz in einen systemrelevanten Bereich ohnehin vollständig elementar.
- Wurde kein Unterstützungseinsatz aufgenommen, veränderte sich das reguläre Tätigkeitsfeld durch pandemiebezogene Maßnahmen (statt Vor-Ort-Prüfungen fanden Telefoninterviews im Homeoffice statt) und das Arbeitsaufkommen wurde zusätzlich erhöht durch
  a) Kompensation der ‚ausgeliehenen‘ Kolleginnen und Kollegen bei
  b) gleichzeitigem Anstieg der Anträge auf Pflegebegutachtung sowie
  c) gleichzeitigem Anstieg von Beschwerden gegen Heime (Anstieg von Anlassprüfungen) und
  d) Arbeitsverdichtung durch zusätzliche Konzepterarbeitungen.

Die Arbeitssituation wird daher als hoch belastend von den Befragten erlebt, zudem die Pandemie auf nahezu alle Lebensbereiche einwirkt. Eine Eingrenzung der Auswirkungen der Pandemie auf lediglich den Arbeitsbereich wäre daher zu eindimensional. Die Maßnahme, der gutachterlichen Arbeitstätigkeit im Homeoffice nachzugehen, wird beispielsweise als grundsätzlich positiv bewertet. Wird jedoch die Gesamtsituation der Befragten betrachtet, wird ersichtlich, dass das Zusammenspiel verschiedener Lebensbereiche und die Summierung einzelner Maßnahmen als Ganzes wiederrum als Belastung wirkt. Das Homeoffice hat beispielsweise zur Konsequenz, gleichzeitig mit den schulpflichtigen Kindern, die sich im Homeschooling befinden, zu Hause zu sein und zusätzlich zur Arbeitsverpflichtung nun auch der Betreuung und Unterstützung der Kinder nachkommen zu müssen. In dieser Kombination wird das Konzept schließlich eher als Belastung erlebt. Es kommt der Wunsch nach Normalität auf, der regulären Außer-Haus-Tätigkeit wieder nachgehen zu dürfen. Dies zeigt sich insbesondere anhand der Situation der Befragten Frau A., die Mutter von zwei schulpflichtigen Kindern ist. Das Belastungserleben beziehe sich vor allem auf die Bewältigung von Homeoffice und Homeschooling der Kinder: *„Ich war oft niedergeschlagen. Ich wusste nicht genau, wie ich meine Arbeit schaffen sollte. Ich war hin und her gerissen zwischen Telefonaten führen, Termine machen. Die Kinder zu unterstützen, auch zwischen den Telefonaten, sodass auch die Kinder vorwärtsgekommen sind oder ihre Aufgaben beenden konnten."* (Frau A. 45–48). Die Belastung werde auch deshalb von der Befragten als hoch erlebt, weil dem eigenen qualitativen Arbeitsanspruch in dieser Form nicht gerecht werden könne. Bevor es zu inhaltlich-qualitativen Einbußen kommt, wird daher eher in Erwägung gezogen, die Quantität zu verändern, beispielsweise Soll-Arbeitsstunden zu reduzieren. Die Doppelbelastung wird insbesondere von Frau A. thematisiert. Dennoch zeigen sich ähnliche Annahmen auch bei den anderen Befragten, die vermutlich ähnlich handeln würden, wären sie in einer ähnlichen Situation. Das zeigt sich durch den eigens angesprochenen Ausschluss jener Entscheidungsvariablen von z. B. Homeschooling-Verpflichtungen (dies wird im nächsten Abschnitt noch konturierter dargestellt). Als förderliche Bedingungen beschreibt Frau A. das Verständnis ihres Arbeitsgebers und das Aushandeln individueller Entlastungsmöglichkeiten. Die Aussicht, dass es sich um eine Extremsituation handelt, die vorbeigeht, wirke zusätzlich als Motivator, der Herausforderung zu begegnen.

Das Wissen darum, dass die reguläre Arbeitstätigkeit in der üblichen Form nicht weitergeführt werden kann, führt bei allen Befragten zu Überlegungen bezüglich Alternativen. Die Überlegungen von Frau A. beziehen sich auf die alternative Durchführung von Pflegebegutachtungen und Qualitätsprüfungen. Die Überlegungen von Herrn B. und Herrn C. beziehen sich auf Optionen von Unterstützungseinsätzen in systemrelevanten Bereichen. Herr B. wählt keinen speziellen Einsatzbereich und wartet auf Rückmeldung seines Arbeitgebers über einen möglichen Einsatz. Herr C. schließt die direkte Pflegepraxis aus und bemüht sich darüber hinaus aktiv um Unterstützungseinsätze, auch unabhängig von seinem Arbeitgeber.

3 Über die Bereitschaft, in systemrelevanten Bereichen zu unterstützen

Alle Gesprächsteilnehmende können nachvollziehen, dass das Anliegen, in systemrelevanten Bereichen aushelfen zu sollen, an den Medizinischen Dienst herangetreten wurde. Diese Entscheidung wird als *„naheliegend"* (Herr B., 195) bewertet. Der Medizinische Dienst verfüge zum einen über eine Vielzahl an pflegerischem und medizinischem Personal und zum anderen über eine Organisationsstruktur, die durch den direkten Kontakt zur Gesundheitspolitik gekennzeichnet ist: *„Es wäre ja beispielsweise auch denkbar gewesen, dass man an Sanitätshäuser herantritt. Und da beispielsweise Pflegekräfte, die jetzt in Beratungsdienstleistungen sind, herantritt oder an Krankenpflegeschulen. Aber im Gegensatz zu diesen Einzeldienstleistern hat der MDK halt den Vorteil, dass wir eben eine große Organisationsstruktur sind. Und dass wir eben auch mittelbar dem Sozialministerium unterstehen, was viele privatrechtliche Unternehmen eben nicht tun. Und von daher war, glaube ich, auch so die Idee, man greift jetzt erst mal auf so einer, ich sage mal, halbstaatliche Einrichtung, wie den MDK zurück, bevor man jetzt sagt, lasst uns mal eine Umfrage in der gesamten Bevölkerung machen, wer hier irgendwann mal was mit Pflege gemacht hat."* (Herr B., 197–206).

Herr C. bringt dazu noch einen weiteren Aspekt mit ein: die gesellschaftliche Verpflichtung der pflegerisch qualifizierten MDK-Mitarbeitenden, die nicht mehr in der Pflege tätig sind. Im Gegensatz zur Pflegepraxis, die Herr C. als ein *„Ausbrennen"* (Herr C., 90) erlebt hat, empfindet er die Tätigkeit bei dem Medizinischen Dienst als *„Luxus"* (Herr C., 95). Daher wundere es ihn nicht, dass Mitarbeitende des Medizinischen Dienstes für Unterstützungseinsätze angefordert werden. Ein weit verbreitetes Argument – es handele sich bei Gutachtenden um Pflegekräfte, die die Praxis umgehen wollen – wird daher bewusst aufgegriffen, um die Kluft zwischen den Pflegefachkräften zu verdeutlichen: *„Da wäre ich auch als Politik als Erstes rangetreten, hätte gesagt, jetzt können die mal ran, die sonst nur Gutachten schreiben. Und jetzt können sie sich in der Praxis mal beweisen."* (Herr C., 110 ff.). Es sei daher vorstellbar, dass dieser Gedanke naheliegend ist.

Es zeigt sich bei allen Befragten der Wunsch, über die gutachterliche Arbeitstätigkeit und den (gesellschaftlichen) Stellenwert aufklären zu wollen. Die Ermittlung von Pflegebedürftigkeit führe zu einer Versorgungsrealisierung und die Qualitätsprüfungen in pflegerischen Einrichtungen führen zu einer Gewährleistung einer qualitativ hohen pflegerischen Versorgung: *„Und natürlich ehrt es einen irgendwo, dass an uns herangetreten wird. Andererseits denke ich, es wird leider viel zu oft vergessen oder auch nicht erwähnt, warum wir da sind, was unsere Arbeit beinhaltet, und dass unsere Arbeit eigentlich sehr, sehr wichtig ist für die* *betroffenen Versicherten und Patienten, die vielleicht nicht genug Unterstützung bekommen.“* (Frau A., 208–212).

Interessant ist, dass die Befragten in den Interviews auf Vorurteile ihrer Arbeitstätigkeit eigeninitiativ eingehen und sich an diesen quasi abarbeiten. Das bezieht sich vor allem auf das gesellschaftliche Ansehen. Die Befragten gehen offen mit Vorurteilen und Annahmen über ihre Arbeitstätigkeit um und erhoffen sich, diese damit auszuräumen. Der Unterstützungseinsatz bietet demnach auch für die Mitarbeitenden des Medizinischen Dienstes die Chance einer Aufwertung. Der Medizinische Dienst, der oftmals fälschlicherweise nur als *„Kontrollorgan“* (Herr B., 433), welches *„irgendwelche Noten erteilen möchte[…]“* (Frau A., 112), wahrgenommen werde, leiste in Form von fachlicher Beratung, Unterstützung und Qualitätssicherung einen wichtigen Beitrag darin, *„die Leute in ihrer Arbeitsfähigkeit zu unterstützen“* (Herr B., 435 f.) sowie pflegebedürftigen Menschen zu ermöglichen, *„an Pflegegrade zu kommen“* (Frau A., 320). Indem sich die Mitarbeitenden für einen Unterstützungseinsatz bereit erklären, signalisieren sie Verständnis, Empathie für die überlasteten Mitarbeitenden und Anerkennen der Notwendigkeit eines Unterstützungseinsatzes. Kommen sie diesem ‚Hilferuf‘ nach, biete sich die Chance, das Ansehen des MDK zu verbessern: *„Das war einfach ein positives Gefühl. Ich habe gedacht, jetzt kann ich tatsächlich mal in der Krise auch zeigen, dass der MDK, Mitarbeiter des MDK, die sonst immer als theoretisch und verkopft eingestuft werden, dass sie auch in der Praxis arbeiten können.“* (Herr C., 116–119). Obwohl der Unterstützungseinsatz zu jeder Zeit an Freiwilligkeit geknüpft war, scheint es den Mitarbeitenden selbst ein Anliegen zu sein, unternehmenspolitisch aktiv zu werden: *„Ich denke, es war schon, ich glaube, der MDK hat ein gutes Signal gesetzt an der Stelle tatsächlich.“* (Herr C., 212 f.).

Die Überlegung, in einem systemrelevanten Bereich zu unterstützen, wird jedoch auch intrapersonell als gesellschaftlichen Auftrag erlebt. Herr B. beschreibt dies als *„inneres Gefühl“* (122), dem nachgegangen werden müsse. Er bezeichnet das Vorhandensein der Fachlichkeit (durch die pflegerische Ausbildung und Berufserfahrung) als Pflicht – *„im Rahmen einer Bürgerpflicht“* (397) – diese Fachkompetenzen in Krisen einzubringen. Als examinierter Krankenpfleger könne mehr bewirkt werden, als wenn ein Laie Unterstützung anbiete. Das Pflichtempfinden bezieht sich eher auf die zu versorgenden Personen als auf eine Entlastung der Pflegefachkräfte: *„Ja, also ich muss sagen, dass mir die Pflege als Berufsgruppe, dass ich da so ein bisschen ein zwiespältiges Verhältnis zu habe. Auf der einen Seite ist es natürlich was, worüber ich mich, ja, ganz gerne aufrege und auch ein bisschen echauffiere. Auf der anderen Seite aber man auch sagen muss, dass ich mich trotzdem dem Pflegeberuf oder dem Dienst am Patienten oder* *am Bewohner nach wie vor verschrieben sehe.“* (Herr B., 113–117). Daher neigen die Befragten im Gespräch dazu, einen ausbleibenden Unterstützungseinsatz tendenziell zu rechtfertigen.

Die Planung von Unterstützungseinsätzen wurde im Unternehmen zunächst anhand von Abfragen in der Belegschaft begonnen. Ein Unterstützungseinsatz sollte auf Freiwilligkeit beruhen. In den Gesprächen mit den Mitarbeitenden zeigte sich – neben der Frage der Bereitschaft – jedoch auch noch ein weiterer interessanter Aspekt, den die Mitarbeitenden für sich reflektierten: Die Selbsteinschätzung der eigenen fachlichen Kompetenzen. Die Gesprächsteilnehmenden geben zu bedenken, dass Mitarbeitende des Medizinischen Dienstes teilweise seit Jahren/Jahrzenten keine pflegerische Versorgung mehr übernommen haben: *„Man muss sich ja auch darüber im Klaren sein, dass es nicht nur grundsätzlich um Hilfe geht, sondern dass man, wenn man relativ lange aus dem Pflegeberuf raus ist, natürlich auch in einzelnen Teilen eine Gefährdung für den Patienten darstellen kann, wenn man eben nicht mehr weiß, was man da tut. Und so ein Examen, was vielleicht 10, 15 oder 20 Jahre her ist und je nachdem, wie lange man dann raus ist, ist eben auch schon ein Thema, auf welchem Sachstand man sich da so sieht. […] Also natürlich fragt man sich da nicht nur, ja, wer will helfen, sondern, an welcher Stelle bin ich überhaupt eine Hilfe?“* (Herr B., 218–228).

Überlegungen zur Funktionsfähigkeit des eigenen Arbeitgebers wirken sich ebenso auf die Entscheidung aus, sich für oder gegen einen Unterstützungseinsatz zu melden. Die Befragten berichten davon, abgewogen zu haben, wie wahrscheinlich es ist, dass sie tatsächlich eingesetzt werden. Dennoch habe diese Überlegung keinen Einfluss auf die eigene Entscheidung gehabt: *„Also es war jetzt nicht meine Idee zu sagen, na ja, ich kreuze da jetzt nichts an, […], ich werde hier auf jeden Fall gebraucht, sondern die Entscheidung stand für mich fest, wenn ich benötigt werde, dann gehe ich ins Heim oder ins Gesundheitsamt.“* (Herr B., 261–264). Herr B., der sich für einen Unterstützungseinsatz gemeldet hat und nicht eingesetzt wurde, reflektiert dies genau damit – es diente der Funktionserhaltung aufgrund seines spezialisierten Tätigkeitsgebietes.

Das Wissen, dass mit einem Unterstützungseinsatz nicht grundlegend der Arbeitgeber gewechselt wird und der Einsatz temporär begrenzt ist, wirkt sich positiv auf die Entscheidung für einen Einsatz aus. Es sei ein Unterschied, punktuell zu unterstützen und anschließend wieder der regulären Tätigkeit nachgehen zu dürfen oder aber einen kompletten Arbeitsfeldwechsel vorzunehmen. Dazu seien die Befragten nicht bereit. Zu wissen, dass die Zugehörigkeit zu dem Medizinischen Dienst gesichert ist und ein Arbeitgeberwechsel nicht zur Diskussion steht, habe förderlich auf die Entscheidung gewirkt.

Die Gesprächsteilnehmenden berichten von einer grundsätzlich hohen Bereitschaft unter den Mitarbeitenden, in systemrelevanten Bereichen zu helfen, wobei es im Detail dann *„einzelne Abstufungen"* (Herr B., 213) gebe (s. Abb. 2). Alle Befragten entschieden sich jeweils unterschiedlich: Frau A. spricht sich für eine Weiterbeschäftigung als Gutachterin aus. Herr B. meldet sich für einen Unterstützungseinsatz, wird jedoch nicht eingesetzt. Herr C. meldet sich ebenso für einen Unterstützungseinsatz, grenzt den Bereich jedoch ein (schließt die direkte pflegerische Versorgung aus) und wird letztlich in einem Gesundheitsamt eingesetzt.

Zu den hemmenden Faktoren ist zu sagen, dass nicht der Tätigkeitswechsel (von einer gutachterlichen Tätigkeit hinzu einer pflegerischen Tätigkeit) negativ auf die Entscheidung wirkt, sich für einen Unterstützungseinsatz zu melden, sondern der Arbeitsstrukturwechsel (Arbeitszeiten, Schicht, Arbeitsaufkommen etc.). Anhand der Befragung von Mitarbeitenden mit jeweils unterschiedlichen Entscheidungen bzw. Ergebnissen wurde eine Art Staffelung erkennbar. Bei Frau A. zeigt sich zunächst der undenkbare Arbeitsstrukturwechsel als Entscheidungsgrundlage. Aufgrund der Kinderversorgung sei es ihr nicht möglich, in der Pflege zu arbeiten und ggf. bereits früh am Morgen oder gar an Wochenenden außer Haus zu sein. Doch auch ein Einsatz im Gesundheitsamt wird als nicht-realisierbar eingestuft, obwohl hier eigentlich geregelte Arbeitszeiten zugesagt

	Unterstützungsangebot/-einsatz in der/dem		Gutachterliche Tätigkeit im Homeoffice	
	Pflege?	Gesundheitsamt?		
Frau A.	Nein (Schichtsystem)	Nein (Außer-Haus-Arbeit)	Ja (Doppelbelastung sehr hoch)	Homeoffice + Stundenreduktion
Herr B.	Ja (Einsatz unwahrscheinlich)	Ja (Einsatz unwahrscheinlich)	Ja	
Herr C.	Nein (Rahmenbedingungen)	Ja		

Abb. 2 Entscheidungsoptionen und Ergebnisse (dunkel hinterlegt)

werden könnten. Es zeigt sich also, dass nicht nur die Arbeitszeitstruktur, sondern zusätzlich auch die Außer-Haus-Tätigkeit als hemmender Faktor eingeschätzt wird (unter der pandemiebedingten Voraussetzung des zeitgleichen Homeschoolings). Damit relativiert sich auch die Aussage, *„raus zu dürfen und Prüfungen durchzuführen"* (Frau A., 33) – diesem Wunsch könnte Frau A. nur unter normalen Bedingungen nachkommen, d. h. bei Sicherstellung der Kinderbetreuung. Damit wird erkennbar, dass dieser Wunsch ausschließlich in der Kombination besteht, die Kinder gut (schulisch) versorgt zu wissen. Die Arbeit im Homeoffice gewinnt demnach an Bedeutung, wobei damit auch ein Anstieg von Belastungsempfinden einhergeht. Die zusätzlichen Tätigkeiten, die Kinder schulisch zu unterstützen und zu betreuen, erfordern Ressourcen. Durch eine Reduktion der Soll-Arbeitsstunden kann dieser Herausforderung am ehesten begegnet werden (s. Abb. 2). Dies hat wiederrum weitere Konsequenzen zur Folge (z. B. Aufbau von Minusstunden, die irgendwann wiederaufgearbeitet werden müssen). Daher ist diese letzte Lösung sensibel einzusetzen und abzuwägen, inwiefern nicht doch der (Doppel-)Belastung (temporär) standgehalten werden kann. Frau A. reflektiert, dass im zweiten Lockdown (Herbst 2020) die Herausforderungen besser bewältigt werden konnten, da sowohl sie als auch ihre Kinder mit den veränderten Bedingungen besser zurechtkamen und bereits ein Lernprozess stattfand. Frau A. beschreibt einen Kompetenzzuwachs, nun besser mit den Herausforderungen umgehen zu können: *„sodass ich auch merke, dass es mir jetzt schneller und besser von der Hand geht, dass ich schneller fertig bin. Und natürlich sind die Kinder auch so ein bisschen in dieses Homeschooling reingewachsen."* (Frau A., 69–72).

Obwohl sich die anderen Gesprächsteilnehmer nicht in der familiären Verpflichtung befinden, in der sich Frau A. befindet, wird dies dennoch eigeninitiativ thematisiert und als Entscheidungskriterium anerkannt. Das zeigt eine besonders hohe Relevanz. Herr B. sieht sich *„familiär dazu in der Lage"* (409) und habe auch privat nicht *„die Arten von Verbindlichkeiten […], die da zwingend entgegenstehen"* (109 f.). Auch Herr C. spricht sich für einen Unterstützungseinsatz aus, lehnt jedoch eine Tätigkeit in der Pflege aufgrund der Rahmenbedingungen ab. Bereits die damalige Entscheidung, aus der Pflegepraxis auszuscheiden und sich für die Tätigkeit bei den Medizinischen Diensten zu bewerben, sei bewusst getroffen worden, um nicht weiterhin in der Pflege tätig sein zu müssen: *„Deswegen, ich bin damals auch aus der […] Pflege auch bewusst rausgegangen, deswegen auch Studium gemacht zwischendrin, weil für mich Pflege keine Option mehr war. Es war ein Ausbrennen, wo ich merke, da muss ich jetzt gegensteuern. Ich war 15 Jahre in der Pflege und das hat mir gereicht. Und ich, das will und kann ich halt auch nicht mehr."* (Herr C., 88–92). Eine Unterstützung im Gesundheitsamt wird zusagt, wobei er die konkrete Tätigkeit im Rahmen des Unterstützungseinsatzes eingrenzt, sodass er die für ihn zu risikoreich-bewerteten Aufgaben (aufgrund seiner familiären Situation) an seinen Kollegen übergibt: *„Ich unterstütze den Kollegen, weil ich habe auch zu Hause halt Risikogruppen beziehungsweise Hochrisikogruppen mit hochbetagten Personen.“* (Herr C., 135–139).

Frau A. entscheidet sich demnach *aufgrund* ihrer parallelen familiären Verpflichtungen gegen einen Unterstützungseinsatz – Herr B. und Herr C. entscheiden sich für einen Einsatz, mit der Begründung, dass die familiäre Situation dem *nicht entgegensteht*. Dieses Entscheidungskriterium scheint demnach übergreifend relevant und handlungsleitend zu sein, unabhängig davon, ob eine Verpflichtung besteht oder nicht.

In den Gesprächen wird immer wieder der innere Anspruch deutlich, einen Unterstützungseinsatz leisten zu müssen und diesem Pflichtgefühl nachgehen zu wollen: *„Also für mich war das einfach ganz klar, […] man muss da echt unterstützen. Das war für mich so eine ganz wichtige Geschichte.“* (Herr C., 74–79). Der innere Anspruch mündet in persönliches, aktives Engagement. Hierbei ist es interessant, dass es nicht einfach nur um das reine Bereiterklären zur Unterstützungsleistung geht (welches evtl. mit Abwarten verbunden wäre), sondern Formen von Idealismus annimmt. Idealismus wird hier als Glaube an eigene Vorstellungen und Werte verstanden und dem Bestreben, diese zu realisieren (Sandkühler, 2005). Dies geht über die organisationalen/institutionellen Hilfeanfragen hinaus – es geht darum, auf jeden Fall ‚seinen‘ gesellschaftlichen Auftrag erfüllen zu wollen. Folglich kommt es zu eigenständigen, aktiven Handlungen. Das führt dazu, dass Möglichkeiten, sich zu engagieren, geprüft und verglichen werden. Bei einigen Mitarbeitenden gilt die Bundeswehr als geeigneter Ansprechpartner, da sich diese in Krisensituationen bewährt habe. Ehemalige Wehrdienstleistende würden evtl. ohnehin gefragt werden: *„da ich ja ursprünglich auch meinen Grundwehrdienst geleistet habe, hätte ich mich auch bereit erklärt, mich durch die Bundeswehr abziehen zu lassen. Gerade so in der Anfangsphase, wo ja noch das Thema war, hier Notkliniken aufzubauen und im Sanitätsdienst oder solchen Sachen weiterzuhelfen. Fand ich eigentlich diese bundesweite Struktur mit der Bundeswehr eine vernünftige Idee. Und auch das wäre für mich eine Option gewesen, also ich hatte mich da auch schon informiert. Ich war auf entsprechenden Websites gewesen.“* (Herr B., 131–138). Auch Herr C. wandte sich aktiv an die Bundeswehr, um Unterstützung anzubieten. Als Reservist rechnete er damit, für einen Unterstützungseinsatz eingezogen zu werden. Seiner Einschätzung zufolge hatte sich die Bundeswehr in Krisensituationen bewährt und würde entsprechend effizient und strukturiert vorgehen. Die ursprüngliche Annahme, dass die Bundeswehr ein geeigneter Ansprechpartner sein könnte, habe sich jedoch nicht bestätigt:

„Ja, weil die Bundeswehr an sich in Krisensituation strukturiert ist, meine ich jedenfalls. Das meinte ich bisher, weil die können das schneller bewältigen, dass sie auch viel gelernt haben durch Einsätze und so was, also auch in Krisen zu reagieren. Hat aber irgendwie auf, ja, auf Verwaltungsebene überhaupt nicht funktioniert, also das war ein Tohuwabohu.“ (Herr C., 57–61). Die Wertevorstellungen werden demnach unabhängig vom eigenen Arbeitgeber versucht, zu realisieren. Die Frage, ob oder inwiefern die Befragten bereit wären, Unterstützung in systemrelevanten Bereichen zu leisten, kann hier modifiziert werden in die Frage, in welcher Form der Unterstützungseinsatz am effizientesten zu realisieren ist.

Als parallel die Abfragen durch den Medizinischen Dienst durchgeführt wurden, um die Bereitschaft der Mitarbeitenden zu erheben, meldete Herr C. sich auch dafür, grenzte seine Unterstützungsbereitschaft jedoch auf das Gesundheitsamt ein bzw. schloss eine Unterstützung in der direkten Pflegepraxis aus (s. Abb. 2). Letztlich sei der Prozess beim Medizinischen Dienst effizienter verlaufen, sodass Herr C. kurzfristig die Möglichkeit bekam, einen Unterstützungseinsatz in einem Gesundheitsamt anzunehmen: *„Und dann kam halt die Anfrage über das Ministerium hier in A-Bundesland und in Bezug auf Einsatz in Gesundheitsämtern. Und dann habe ich gesagt, okay, jetzt muss man los, jetzt geht es raus.“* (Herr C., 48–54). Als der Planungsprozess bei der Bundeswehr fortgesetzt wurde und sich bei ihm gemeldet wurde, war er bereits in einem Gesundheitsamt tätig. Es wird deutlich, dass organisationale Strukturen förderlich oder hinderlich wirken können und die Mitarbeitenden abschätzen, wie effektiv und effizient ein Einsatz geplant und durchgeführt werden kann: *„Ja, wo ich dann gesagt habe, na ja, jetzt geht es über das Ministerium schneller. […] jetzt ist es zu spät, jetzt bin ich schon quasi im Corona-Einsatz.“* (Herr C., 61–64).

4 Über den Unterstützungseinsatz

Insgesamt besteht die Herausforderung darin, den Spagat zwischen den Hilfseinsätzen und dem Erhalt der Funktionsfähigkeit des Medizinischen Dienstes zu meistern.

Der Wunsch bzw. der Anspruch, fachlich unterstützen zu wollen, bestätigt sich positiv im Rahmen des Unterstützungseinsatzes. Es wird davon berichtet, sich in hohem Maße einbringen zu können und Selbstwirksamkeit zu erfahren. Das Tätigkeitsfeld im Rahmen des Einsatzes in einem Gesundheitsamt sei breit gefächert und das Anerkennen der Fachlichkeit habe bereits nach kurzer Zeit zu koordinierenden, leitenden Aufgaben im Rahmen des Unterstützungseinsatzes geführt. Es wird Anerkennung, Wertschätzung, Dankbarkeit und Integration in bestehende

Strukturen erfahren. Im Rahmen des Unterstützungseinsatzes habe Herr C. seine Kompetenzen gut einbringen können. Dies sei anerkannt worden, sodass er mehr und mehr Aufgaben übernahm und die Vielschichtigkeit der möglichen und erforderlichen Maßnahmen kennenlernte. Zunächst nahm er Abstriche bei möglichen Infizierten sowie in Pflegeheimen. Die Rollenzuordnung habe sich verändert von einer gutachterlichen Person hin zu einer Person im Unterstützungseinsatz, zum Beispiel im Rahmen einer Tätigkeit im Gesundheitsamt. Herr C. beschreibt diese Rollenveränderung, welche zunächst zu Verwirrung geführt habe, vor allem in den Pflegeheimen, die ihn sonst als Gutachter kannten: *„Und das Witzige bei uns ist halt natürlich, wir kennen alle Heime, alle im A-Landkreis. Und, ja, und das war schon, also die Reaktion der Heime: ‚Wie, was machen Sie denn jetzt hier? Sie führen keine MDK-Prüfung durch.' – „Nein, wir sind nicht vom MDK, wir sind vom Gesundheitsamt." (lacht) – ‚Häh?' (lacht)"* (Herr C., 224–228). Dennoch könne die Rolle als Gutachter nicht vollständig abgelegt werden – *„man guckt mit einem gutachterlichen Auge"* (Herr C., 363 f.) – sodass es teilweise quasi zu inoffiziellen Prüfungen in Form von informellen Beratungen zugunsten der Qualitätssicherung in den Heimen kam: *„man hat dadurch auch eine Kontrollfunktion ja gehabt. Wir kommen in die Heime rein, haben die Abstriche vorgenommen. Und haben dann mal geguckt, was links und rechts ist, auch ob Hygienedinge eingehalten werden. Und auch wo wir unterwegs waren, wir kannten ja nun auch die Konzepte. Haben noch mal nachgesteuert und mal nachjustieren können hier und da."* (Herr C., 230–234).

Die Aufgaben im Rahmen des Unterstützungseinsatzes in einem Gesundheitsamt erweiterten sich kompetenzorientiert sukzessive. Herr C. führte Beratungen durch, erarbeitete Konzepte, Hygienepläne, Pandemiepläne und leitete weitere unterstützende Personen, unter anderem aus der Bundeswehr, an. Letztlich wurde er sogar darin beauftragt, ein Abstrich-Zentrum einzurichten. *„Ja, und dann hat man sich quasi so, ja, ich will mal sagen, hochgearbeitet."* (Herr C., 146 f.). Der eigene Lernprozess und der Kompetenzzuwachs stehen eher im Fokus der Bewertung des Einsatzes als die Einsatzursache an sich: *„Wir haben Corona-technisch eigentlich alles gemacht, so alles bisher bis auf Impfen, da warten wir noch drauf, ob wir nicht auch noch impfen müssen, genau. Sonst haben wir eigentlich alles durch, alle Tätigkeiten."* (Herr C., 178 ff.).

Trotz des positiven Gefühls, etwas bewirken zu können, wird die Arbeitsbelastung als sehr hoch eingeschätzt. Die Ausleihe der Mitarbeitenden hat zur Folge, dass diese ihr übertragene Aufgaben wahrnehmen, aber weiterhin bei dem Medizinischen Dienst beschäftigt sind. Es wird berichtet, dass dies zeitweise zu einer Doppelbelastung geführt habe, da in beiden Tätigkeitsfeldern Aufgaben wahrgenommen wurden.

Der Unterstützungseinsatz an sich wird als *„spannend"* und *„vielseitig"* (Herr C., 169) erlebt. Hier zeigt sich Zweckoptimismus. Obwohl der Zweck/Gegenstand eher im Negativbereich zu verorten wäre, wird er – in diesem Rahmen – positiv erlebt. Das entgegengebrachte Vertrauen, das kollegiale Umfeld und die Vielschichtigkeit der Aufgaben führen zu einer insgesamt positiven Bewertung. Die Beurteilung des Einsatzes erfolgt im Rahmen der subjektiv erlebten Erfahrung und vor allem auf Beziehungsebene. Unter der Prämisse, dass es um den Umgang mit der Pandemie und somit einer gewissen Gestaltbarkeit geht, finden positive Perspektiven Eingang in die Betrachtung (das Vorhandensein einer Belastung ist damit nicht ausgeschlossen), wie zum Beispiel das Erleben von Teamzusammenhalt und Spaß bei der Arbeit: *„Also total klasse, also ich bin total positiv, also ich muss sagen, das war also eine total witzige Zeit, also die Krise, ja, die schweißt unwahrscheinlich zusammen, auch mit den Mitarbeitern des Gesundheitsamtes. Also da sind, ja, sind echt Freundschaften entstanden, muss man ganz klar sagen."* (Herr C., 186–190). Der Einsatz in einem Gesundheitsamt führe darüber hinaus dazu, dass deren reguläre Aufgaben kennen gelernt worden sind. Es sei Verständnis für die Situation und Komplexität der Arbeit entwickelt worden, was zu Wertschätzung und Achtung des Tätigkeitsfeldes und der in ihr arbeitenden Personen führt.

Als Lernertrag aus dem Unterstützungseinsatz zeige sich, dass eine hohe Anzahl an unterstützenden Personen nicht immer der effektivste Weg ist, wenn zeitgleich ein hoher Durchlauf an unterstützenden, bereichsfremden Personen stattfindet. Die damit verbundene Organisation und Einarbeitung seien oft mit höheren Ressourcen verbunden, als die Personen dann letztlich an Leistung erbringen. Als Erfolgsfaktor wird daher eine fortwährende Unterstützung betrachtet, wenn nötig, auch mit weniger Personen, denn *„man muss immer gucken, wie lange habe ich was davon und wie viel Zeit muss ich investieren, um halt, um die anzuleiten beziehungsweise in den Prozess reinzubringen, dass die selbstständig laufen können."* (Herr C., 265–267). Daher sei zu bedenken, eher möglichst fachlich qualifizierte Personen langfristig einzusetzen.

Mitarbeitende, die bereits einige Monate in Unterstützungseinsätzen tätig sind, erleben, dass sie als große Hilfe von den Gesundheitsämtern wahrgenommen werden. Die hohe Fachkompetenz, Anpassungsfähigkeit und Zuverlässigkeit (Einsatzdauer seit April 2020 durchgehend bis zum Interviewzeitpunkt Dezember 2020) führe zu einer Unverzichtbarkeit, denn *„[..] die können sich eben auch keine qualifizierten Mitarbeiter innerhalb von einem Vierteljahr backen. Und wenn dann jemand kommt, der sich eingearbeitet hat, der da einen guten Dienst leistet, dann glaube ich einfach, dass es auch hilfreich ist."* (Herr B., 442–445). Die erlebte Wertschätzung wird auch weiterhin von außen bestätigt. Was zunächst als

‚Ausleihe' startete, veränderte sich zum Jahresende 2020 hinzu finanziellen Auflagen für die anfordernde Organisation. Dennoch wurde sich dafür entschieden, die MDK-Mitarbeitenden zu halten: *„Mittlerweile kosten wir jetzt Geld. Das SGB V hat sich verändert, laut § 275 müssen jetzt quasi, die Anfordernden müssen quasi jetzt den MDK bezahlen. Das wird ausgehandelt, genau. Und jetzt, was ich hier gehört habe, hat der Landkreis wohl schon zugestimmt, das heißt egal, was es jetzt kostet, wir sollen bleiben."* (Herr C., 297–301).

Zu beachten ist jedoch darüber hinaus, dass auch die Mitarbeitenden, die sich nicht für einen Unterstützungseinsatz gemeldet haben, einen wertvollen Beitrag in Zeiten der Pandemie leisten: die Sicherstellung der Funktionsfähigkeit der Medizinischen Dienste, deren primäres Ziel das Feststellen von Versorgungsansprüchen von pflegerischen Leistungen ist, *„weil wir sind eben keine Luxuseinrichtung, wo man sagt, das leistet man sich, weil man ganz viel Personal über hat, sondern wir übernehmen ja durchaus einen wichtigen gesetzlichen Auftrag, der auch sichergestellt werden muss."* (Herr B., 449–453). Hinzu komme, dass durch die Unterstützung von Mitarbeitenden des Medizinischen Dienstes der Fachkräftemangel und allgemeine Personalnotstand in der Pflege ohnehin nicht kompensiert werden kann: *„der Anteil, den wir da leisten können, der ist eben begrenzt."* (Herr B., 242).

Aufgrund des erhöhten Mehraufkommens (durch hohe Auftragszahlen und die Kompensation der ausgeliehenen Kolleginnen und Kollegen) sei es eine gute Entscheidung gewesen, bei der Mitarbeiterverteilung auf die zu unterstützenden Bereiche sukzessive vorzugehen. So habe man abschätzen können, unter welchen Bedingungen der Funktionserhalt gewährleistet werden könne. *„Also man muss natürlich sich auch überlegen, dass jemand, der draußen sozusagen einen Schlaganfall hat, den hat, ob jetzt Corona da draußen ist oder nicht. Und er braucht einfach, um die pflegerische Versorgung auch sicherzustellen, die Einteilung in den Pflegegrad. Das heißt, dieses Kerngeschäft, das muss auf jeden Fall weiterlaufen, weil da hängen die ganzen anderen Versorgungsformen dran. Es macht ja keinen Sinn zu sagen, ich schicke jetzt Mitarbeiter, die den Pflegedienst unterstützen und gleichzeitig die Pflegebedürftigen auf ihre Pflegegrade warten zu lassen, sodass sie gar keinen Pflegedienst in Anspruch nehmen können. Das wäre ja paradox."* (Herr B., 287–295).

Dem Aussetzen der Prüfungen wird zum einen seitens der Befragten mit Verständnis begegnet, da Kontaktbeschränkungen prioritär durchzusetzen seien und zudem die Pflegekräfte nicht noch zusätzlich durch Qualitätsprüfungen belastet werden sollen: *„Man muss natürlich auch sehen, dass es einen zusätzlichen Aufwand für die Pflegeeinrichtungen darstellt. Und dass man da sozusagen jetzt nicht noch ins Wespennest reinstechen würde und sagt, okay, die sind hier alle am*

Limit, jetzt noch eine Qualitätsprüfung obendrauf und dann melden sich wieder zwei Pflegekräfte krank oder so. Oder können aus körperlichen oder psychischen Gründen nicht mehr.“ (Herr B., 421–426). Zum anderen müsse die Aufrechterhaltung einer qualitativ hohen Versorgung sichergestellt werden und dazu geben die erhöhte Anzahl an Beschwerden und Anlassprüfungen Grund zur Sorge. Der Medizinische Dienst stelle demnach, wenn er auch nicht direkt an der Versorgung pflegebedürftiger Menschen beteiligt ist, eine gesellschaftlich relevante Organisation dar: *„[...] unter dem Strich bringt es ja nichts, zu sagen, die Pflege ist jetzt irgendwie sichergestellt, sondern die Pflege muss auch, wenn die Situationen schwierig sind, unter einigermaßen guter Qualität sichergestellt sein einfach.“* (Herr B., 426–429).

Dass durch ausgeliehene Kolleginnen und Kollegen die Arbeit für die Gutachtenden ansteigt, wird unterschiedlich bewertet. Frau A. hat sich mit der Arbeit im Homeoffice und den veränderten Bedingungen (Telefoninterviews) arrangiert und erlebt den Anstieg der zu bearbeitenden Anträge eher in Form einer Erleichterung, da damit der Fortgang des Konzeptes legitimiert wird. Sie habe keine Veränderungen in Form eines Einsatzes in der Pflege zu befürchten und könne sich darauf verlassen, dass das Konzept fortgeführt wird. Die vordergründige Herausforderung, Familie und Beruf gleichermaßen meistern zu müssen, wird mit der Zusicherung bewältigt, weiterhin im Homeoffice der gutachterlichen Tätigkeit nachgehen zu können: *„Ja, da merkt man natürlich auch, dass die Mitarbeiter, die nicht da sind, ja, da doch tatsächlich fehlen. Aber ja, somit haben wir unsere Arbeit. Und können die zum Glück von zu Hause machen.“* (Frau A., 184 ff.). Außerdem werde dadurch Wertschätzung erlebt. Denn nicht nur den Mitarbeitenden, die in Pflege- und Gesundheitseinrichtungen eingesetzt werden, gebührt Dankbarkeit, sondern auch denjenigen, die den Normalbetrieb aufrechterhalten und die Personaleinbußen (Kolleginnen und Kollegen, die nicht mehr verfügbar sind) kompensieren. Diese Dankbarkeit (für beide Gruppe) werde seitens der Führungskräfte kommuniziert und von Frau A. als solche empfunden.

Auch wenn das Aussetzen der Prüfungen und Begutachtungen als sinnvolle und folgerichtige Maßnahme seitens der Gesprächsteilnehmenden bewertet wird, zeigt sich immer wieder, dass die gutachterliche Tätigkeit aus Sicht der Befragten mit persönlichem Kontakt zu den pflegebedürftigen Menschen einhergeht. Ein Telefoninterview stelle die Auftragsbearbeitung sicher und sei daher zu befürworten, jedoch seien sich die Befragten darüber bewusst, dass ein ganzheitliches Bild dadurch nicht vermittelt werden könne. Dies ist nicht im Sinne einer problemorientierten Perspektive zu verstehen, sondern eher mit der Rolle eines Anwaltes zu vergleichen, der sich für die Rechte und Bedürfnisse der Versicherten einsetzt und dem eine sorgfältige Arbeitsdurchführung nun verwehrt ist: *„Und ich dabei* *tatsächlich auch so ein bisschen an die Versicherten denke, die in den Einrichtungen leben, weil wir natürlich als Qualitätsgutachter oder Prüfer, ja, häufig auch Situationen vorfinden, wo ich mich wirklich frage und, ja, die Sorge besteht oder ich mir darüber Gedanken mache, ob diese Situationen verschlimmert werden in dieser Zeit, wenn wir unsere Tätigkeiten nicht mehr durchführen können. Und darüber mache ich mir schon sehr viele Gedanken. Und ich weiß einfach, wie wichtig unsere Arbeit ist. Und das hat nicht immer nur mit Kontrollen zu tun oder dass man jemanden irgendwelche Noten erteilen möchte. Das ganz und gar nicht, das ist auch nicht das, was ich innerlich verfolge, sondern einfach, dass man überprüft, ob die Arbeit tatsächlich so gemacht wird, wie es gefordert wird, damit es den Leuten dort gut geht. Und aufgrund der erhöhten Anlassprüfungen, die ja so durchgeführt werden seit der Corona-Zeit, bereitet mir das schon sehr große Sorge.“* (Frau A., 104–117).

5 Sich anschließende Gedanken

Die Gesprächsteilnehmenden geben zu bedenken, dass der Fachkraftmangel in der Pflege bereits vor der Pandemie vorhanden gewesen sei – *„Das heißt, das stellt jetzt keine Sondersituation dar“* (Herr B., 154) – und die Anfragen an den Medizinischen Dienst diesen Bedarf nicht grundlegend decken können. Kommt nun noch Personalknappheit aufgrund von z. B. Quarantäne von Pflegefachkräften hinzu, erhöhe sich der Fachkräftebedarf immens. Damit entsteht ein Bewusstsein bei den Befragten, zwar punktuell unterstützen zu können, damit jedoch keine Kehrtwende bewirken zu können.

Diese Kettenreaktion (der Fachkräftemangel, die Pandemie, sich in Quarantäne befindende Pflegekräfte, ansteigender Fachkräftemangel) wird einerseits als voraussehbar beschrieben, zum anderen sehen die Befragten die Ursache in der Fachkräfterekrutierung und allgemeinen Attraktivität des Pflegeberufes. Über die eigenen Grenzen sei man sich bewusst: *„Und das tut mir aber auch ehrlich für die Pflegekräfte, die da arbeiten, tut mir das wirklich leid, dass die sozusagen jetzt verschärft die Konsequenz von diesem Pflegenotstand tragen müssen, der das Ganze jetzt einfach noch verstärkt hat. Und ja, ich verstehe auch, dass die teilweise auch verärgert sind, wenn dann einfach geklatscht wird.“* (Herr B., 360–364).

Hinzu komme die zunehmende Herausforderung, Menschen für den Pflegeberuf zu begeistern. Die Wertschätzung für den Pflegeberuf wird vor allem an finanziellen Aspekten gemessen: *„Wir müssen mehr Geld in die Hand nehmen, richtig viel mehr Geld in die Hand nehmen, sonst wird das mit der Pflege ganz, ganz düster. Da wird sich keiner mehr für finden, das zu tun.“* (Herr C., 350 ff.).

Gesten, z. B. für die Pflege zu klatschen, werden eher als Hohn empfunden: *„Also ich finde das ja schon so absurd, wie es jetzt irgendwie ist, für Pflegekräfte zu klatschen, das ist zwar mal eine nette Geste, aber da muss auch mal mehr Geld ins System, es fehlt einfach die Wertschätzung."* (Herr C., 338 ff.). Inhaltlich wird der Pflegeberuf als sehr erfüllend bewertet: *„Ich war mit Leib und Seele Krankenschwester."* (Frau A., 279). Die Rahmenbedingungen, insbesondere die hohe Arbeitsdichte bei gleichzeitiger Personalknappheit, Arbeitszeiten, Schicht- und Wochenenddienst, wirken jedoch derart unattraktiv, dass ein Wechsel zurück in die Pflege undenkbar erscheint.

Für den Pflegeberuf sehen die Befragten die Corona-Krise nicht als Hilfe, mehr Ansehen zu erlangen oder Verbesserungen der Rahmenbedingungen zu initiieren. Im Gegenteil – es zeigt sich eher Ernüchterung bis hin zu Verärgerung: *„Nur diese Erwartungshaltung am Anfang, ja also wenn wir jetzt diese Coronakrise als Pflegekräfte gut meistern, wird sich für uns was verbessern. Das ist halt ein Zusammenhang, den sehe ich so nicht. Das ist kein Automatismus. […] Und wenn ich so sehe, was in den Foren los ist, dass die Personen im Krankenhaus dann auch schreiben, ‚ja Klatschen zahlt den Einkauf nicht', dann bringt es das ziemlich auf den Punkt. Und wenn man dann eben sieht, wie in der Gesellschaft rum diskutiert wird oder eben auch über die Einhaltung von Regeln gefeilscht wird, dann muss ich sagen, davon haben Pflegekräfte, die da die Versorgung sicherstellen müssen, die da jetzt wirklich Leidtragende an der Stelle sind, da haben die auch nicht viel davon. Diese politischen Debatten, die vielleicht sinnvoll wären, aber grad in der Bevölkerung nicht durchzusetzen sind, das tragen wir trotzdem mit. Wir tragen das Ergebnis schlechter Entscheidungen direkt. Und das macht eben den Unterschied zu anderen Berufsgruppen."* (Herr B., 518–531).

6 Fazit

Mithilfe von Gesprächen mit drei Pflegefachkräften, die gutachterlich bei dem Medizinischen Dienst tätig sind, konnte aufgezeigt werden, inwiefern sich mit Unterstützungseinsätzen auseinandergesetzt worden ist und welchen Beitrag die MDK-Mitarbeitenden in Zeiten der Corona-Pandemie leisten.

Die Bereitschaft, Unterstützungseinsätze in systemrelevanten Bereichen zu leisten, war zu jedem Zeitpunkt freiwillig und anhand der Gespräche wurde erkennbar, dass die Freiwilligkeit durchaus vorhanden war. Entscheidungskriterien beziehen sich vor allem auf familiäre Herausforderungen, welche eher hinderlich wirken sowie auf ethisch-idealisierende Aspekte, die bestärkend wirken.

Der eigene Anspruch, unterstützen zu wollen, ist hoch und zeigt sich als Antrieb, einen gesellschaftlichen Beitrag leisten zu wollen bis hin zu einem Pflichtgefühl, durch das Vorhandensein der Fachlichkeit helfen zu müssen. Diese intrapersonelle Bereitschaft sorgt dafür, dass Mitarbeitende sich entweder dafür erklären, wenn sie aus verschiedenen Gründen keinen Unterstützungseinsatz leisten können oder aber sich für einen Unterstützungseinsatz aussprechen bis hin zu der Ausprägung, selbst aktiv zu werden, um die Realisierung dieses inneren Verpflichtungsgefühls voranzutreiben.

Doch nicht nur intrapersonell erleben die Gutachtenden Druck, helfen zu müssen, sondern auch durch externale Forderungen. Die Befragten erzählen von gesellschaftlichen Annahmen und Vorurteilen über die gutachterliche Tätigkeit. Sie seien nur theoretisch kompetent, gelten als verkopft und würden lediglich als Kontrollorgan wahrgenommen werden. Anhand der Erzählungen zeigt sich einerseits Frustration und Traurigkeit über diese Annahmen und andererseits der Wunsch, dies ändern zu wollen. Mit einem Unterstützungseinsatz kann sich somit auch aufgewertet werden und der Ruf der gutachterlichen Tätigkeit verbessert werden.

Die Annahme, die reguläre gutachterliche Tätigkeit ohnehin aussetzen zu müssen und daher zur Verfügung stehen zu können, zeigt sich als Trugschluss. Die Tatsache, dass Qualitätsprüfungen ausgesetzt worden sind und Pflegebegutachtungen telefonisch umgesetzt worden sind, stellt nicht automatisch die Option einer umfänglichen personellen Ressourcenumverteilung dar. Diese Sichtweise wäre zu eindimensional und kurzfristig gedacht.

Von außen sichtbar ist sicher vorwiegend der konkrete Unterstützungseinsatz in bedürftigen Bereichen. Anzumerken sei an dieser Stelle jedoch, dass die tatsächlich ausgeübte Unterstützung vielleicht nicht immer sichtbar erscheint: Die über 800 Mitarbeitenden des Medizinischen Dienstes konnten einen Unterstützungseinsatz leisten, weil die anderen Kolleginnen und Kollegen den Ausfall kompensierten. Die Herausforderungen einer Umstrukturierung mit dem Ziel des Funktionserhalts des MDK bündelt zusätzlich Ressourcen und bedeutet für die Mitarbeitenden ein hohes Maß an Anpassungsfähigkeit und Engagement. In den Gesprächen wurde von fachlich-kollegialer Beratung, Hilfe bei Konzeptualisierungen oder auch von ‚simpler' zwischenmenschlicher, mentaler Unterstützung berichtet. Die hohe Auftragslage und Sorge um die Sicherstellung einer qualitativ hohen pflegerischen Versorgung führt zu einem insgesamt hohen Belastungserleben. Beschwerden und daraus folgende Anlassprüfungen begründen Zweifel und Sorgen, dass der Qualitätsstandard in Zeiten der Pandemie nicht aufrechterhalten werden kann. Die Gutachtenden fühlen mit den Versicherten sowie mit dem

Pflegepersonal und versuchen, flexibel und dennoch intensiv ihrem Arbeitsauftrag nachzukommen.

Trotz der hohen Belastung, die die Mitarbeitenden innerhalb eines Unterstützungseinsatzes sowie auch im Rahmen der gutachterlichen Tätigkeit im Homeoffice erleben, zeigen sich auch positiv erlebte Effekte: Das Gefühl von Selbstwirksamkeit, die eigene Fachlichkeit und Kompetenzen sinnvoll einsetzen zu können, (gesellschaftlichen) Vorurteilen begegnen zu können und das Ansehen verbessern zu können, das Erleben von Zusammenhalt und Teamarbeit und nicht zuletzt – das Verständnis füreinander.

Literatur

Bundestag. (2020). *Gesetz zum Ausgleich COVID-19 bedingter finanzieller Belastungen der Krankenhäuser und weiterer Gesundheitseinrichtungen (COVID-19-Krankenhausentlastungsgesetz).* https://www.bgbl.de/xaver/bgbl/start.xav?startbk=Bundesanzeiger_BGBl&jumpTo=bgbl120s0580.pdf#__bgbl__%2F%2F*%5B%40attr_id%3D%27bgbl120s0580.pdf%27%5D__1638879458150. Zugegriffen: 6. Apr. 2022.

GKV Spitzenverband & Medizinischer Dienst des Spitzenverbandes Bund der Krankenkassen (MDS). (2020, Dezember 22). *Verlängerung der gemeinsamen Verlautbarung von GKV-Spitzenverband und MDS vom 1. Dezember 2020 zum Umgang mit der Pflegebegutachtung und den Qualitätsprüfungen aufgrund der weitergehenden Kontaktbeschränkungen von Bund und Ländern zur Eindämmung der COVID-19-Pandemie.* https://www.mds-ev.de/uploads/media/downloads/201222_FIN_Verlaengerung_Verlautbarung.pdf. Zugegriffen: 6. Apr. 2022.

Medizinischer Dienst (MDK). (2020, April 14). *Coronavirus: MDK Sachsen unterstützt gesundheitliche Versorgung.* https://www.medizinischerdienst.de/aktuelles-presse/meldungen/artikel/coronavirus-mdk-sachsen-unterstuetzt-gesundheitliche-versorgung/#:~:Text=20%20MDK%2DMitarbeiterinnen%20und%20Mitarbeiter,Fachreferentin%20sind%20aktuell%20im%20Einsatz. Zugegriffen: 6. Apr. 2022.

Medizinischer Dienst (MDK). (2021). *Informationen zur Pflegebegutachtung während der Corona Pandemie.* https://www.md-niedersachsen.de/fileadmin/MD-zentraler-Ordner/Downloads/19_Corona/MDK_68_003_A4-VERSION_CORONA_07-2021_UA_01.pdf. Zugegriffen: 6. Apr. 2022.

MDK forum. (2020). Der MDK hilft. *MDK forum. Das Magazin der Medizinischen Dienste der Krankenversicherung, 2,* 12–15.

Medizinischer Dienst des Spitzenverbandes Bund der Krankenkassen (MDS). (2020a, März 18). *Medizinische Dienste bieten Unterstützung an.* https://www.medizinischerdienst.de/aktuelles-presse/meldungen/artikel/mdk-bieten-unterstuetzung-an/. Zugegriffen: 6. Apr. 2022.

Medizinischer Dienst des Spitzenverbandes Bund der Krankenkassen (MDS). (2020b, März 18). *Qualitätsprüfungen in Pflegeeinrichtungen ausgesetzt.* https://www.medizinischerdienst.de/aktuelles-presse/meldungen/artikel/qualitaetspruefungen-pflege-ausgesetzt-september/. Zugegriffen: 6. Apr. 2022.

Medizinischer Dienst des Spitzenverbandes Bund der Krankenkassen (MDS). (2020, März 19). *Koordination auf Landesebene notwendig.* https://www.medizinischerdienst.de/aktuelles-presse/meldungen/artikel/koordination-auf-landesebene-notwendig/. Zugegriffen: 6. Apr. 2022.

Medizinischer Dienst des Spitzenverbandes Bund der Krankenkassen (MDS). (2020, Mai 26). *Medizinische Dienste unterstützen Gesundheitsämter und Versorgung.* https://www.medizinischerdienst.de/aktuelles-presse/meldungen/artikel/medizinische-dienste-unterstuetzen-gesundheitsaemter-und-versorgung/. Zugegriffen: 6. Apr. 2022.

Medizinischer Dienst des Spitzenverbandes Bund der Krankenkassen (MDS). (2020, August 19). *Medizinische Dienste für den Start der Qualitätsprüfungen ab Oktober vorbereitet.* https://www.medizinischerdienst.de/aktuelles-presse/meldungen/artikel/medizinische-dienste-start-qualitaetspruefungen-ab-oktober6/. Zugegriffen: 6. Apr. 2022.

Medizinischer Dienst des Spitzenverbandes Bund der Krankenkassen (MDS). (2020, September 18). *Ab Oktober wieder persönliche Pflegebegutachtungen und Qualitätsprüfungen.* https://www.medizinischerdienst.de/aktuelles-presse/meldungen/artikel/ab-oktober-persoenliche-pflegebegutachtungen-und-qualitaetspruefungen/. Zugegriffen: 6. Apr. 2022.

Medizinischer Dienst des Spitzenverbandes Bund der Krankenkassen (MDS). (2020, Dezember 1). *Keine Regelprüfungen und persönlichen Hausbesuche.* https://www.medizinischerdienst.de/aktuelles-presse/meldungen/artikel/keine-regelpruefungen-und-persoenlichen-hausbesuche/. Zugegriffen: 6. Apr. 2022.

Medizinischer Dienst des Spitzenverbandes Bund der Krankenkassen e. V. (MDS). (2020). *Die Arbeit der Medizinischen Dienste. Zahlen, Daten, Fakten 2019.* https://www.medizinischerdienst.de/fileadmin/MDK-zentraler-Ordner/Downloads/16_Zahlen_Daten_Fakten/2019_ZDF.pdf. Zugegriffen: 6. Apr. 2022.

Medizinischer Dienst des Spitzenverbandes Bund der Krankenkassen (MDS) & Medizinischer Dienst (MDK). (2020, März 18). *Schutz der Versicherten hat Vorrang –körperliche Untersuchungen durch Medizinischen Dienst ausgesetzt.* https://www.mds-ev.de/presse/pressemitteilungen/neueste-pressemitteilungen/schutz-der-versicherten-hat-vorrang-koerperliche-untersuchungen-durch-medizinischen-dienst-ausgesetzt-1.html. Zugegriffen: 6. Apr. 2022.

Medizinischer Dienst des Spitzenverbandes Bund der Krankenkassen (MDS) & Medizinischer Dienst (MDK). (2020, November 6). *Keine Regelprüfungen und persönlichen Hausbesuche während der aktu*ellen Kontaktbegrenzung. https://www.medizinischerdienst.de/aktuelles-presse/meldungen/artikel/keine-regelpruefungen-und-persoenlichen-hausbesuche-waehrend-der-aktuellen-kontaktbegrenzung/. Zugegriffen: 6. Apr. 2022.

Norddeutscher Rundfunk. (2020). *Spahn kündigt Hilfe für Pflegebranche an.* https://www.tagesschau.de/faktenfinder/spahn-corona-113.html. Zugegriffen: 6. Apr. 2022.

Plotke, O. (2020, November 6). *Medizinischer Dienst unterstützt Gesundheitsämter.* MKD Westfalen-Lippe. https://www.md-wl.de/aktuelles-presse/meldungen/artikel/medizinischer-dienst-unterstuetzt-gesundheitsaemter/. Zugegriffen: 6. Apr. 2022.

Sandkühler, H. J. (2005). *Handbuch Deutscher Idealismus.* Springer-Verlag. https://doi.org/10.1007/978-3-476-05211-7.

„…auf einmal systemrelevant…“ – Pandemieerfahrungen von intensivmedizinisch tätigen Pflegefachpersonen: Ergebnisse einer longitudinalen qualitativen Studie in der COVID-19-Pandemie

Madlen Hörold, Karl Philipp Drewitz, Julia Piel, Ilona Hrudey, Claudia Hasenpusch, Vreni Brunnthaler und Christian Apfelbacher

M. Hörold (✉) · K. P. Drewitz · J. Piel · I. Hrudey · C. Hasenpusch · C. Apfelbacher
Institut für Sozialmedizin und Gesundheitssystemforschung, Medizinische Fakultät, Otto-von-Guericke Universität Magdeburg, Medizinische Fakultät, Magdeburg, Deutschland
E-Mail: madlen.hoerold@med.ovgu.de

K. P. Drewitz
E-Mail: karl-philipp.drewitz@med.ovgu.de

J. Piel
E-Mail: julia.piel@med.ovgu.de

I. Hrudey
E-Mail: ilona.hrudey@med.ovgu.de

C. Hasenpusch
E-Mail: claudia.hasenpusch@med.ovgu.de

C. Apfelbacher
E-Mail: christian.apfelbacher@med.ovgu.de

V. Brunnthaler
Medizinische Soziologie, Medizinische Fakultät, Universität Regensburg, Regensburg, Deutschland
E-Mail: vbrunnthaler@csj.de

H. Ohlbrecht und A. Seltrecht (Hrsg.), *Pflege: Systemrelevant – und nun?*, Gesundheit und Gesellschaft, https://doi.org/10.1007/978-3-658-39402-8_3

1 Intensivpflege in der Pandemie

Seit Ausbruch der COVID-19-Pandemie stehen Gesundheitssysteme auf der ganzen Welt vor bisher nie dagewesenen Herausforderungen – vor allem bei der kontinuierlichen Neuorganisation der intensivmedizinischen Versorgung (Härter et al., 2020; Phua et al., 2020). Strategien zur Vorbereitung auf sich schnell verändernde Versorgungssituationen waren anfangs mit erheblichen Unsicherheiten verbunden (Bambi et al., 2020; Goh et al., 2020; Phua et al., 2020). Auch in Deutschland mussten sich Pflegefachpersonen insbesondere in der Intensivmedizin zu Beginn und während der COVID-19-Pandemie schnell anpassen (Begerow et al., 2020; Hower et al., 2020; Rabes et al., 2020; Silies et al., 2020). Dazu gehörte der Umgang mit dem neuen, unbekannten Krankheitsbild COVID-19, die (Re)-Organisation der Arbeitsabläufe zur Steigerung intensivmedizinischer und -pflegerischer Kapazität und Funktionalität und die sich stetig ändernde Evidenzlage zu therapeutischen Strategien. Ferner waren wiederkehrend Adaptionen an neue Vorgaben und Verordnungen im beruflichen und darüber hinaus auch im privaten Kontext gefordert.

Die COVID-19-Pandemie verdeutlicht(e) wie ein Brennglas aktuelle und bestehende Herausforderungen und Problemlagen im deutschen Gesundheitssystem. Die Arbeitsbelastung und der Mangel an Pflegefachpersonen haben pandemiebedingt weiter zugenommen (Ärzteblatt, 2021; Rheindorf et al., 2020).

Zudem wurde mit der Pandemie die Relevanz von Pflegefachpersonen im Gesundheitssystem besonders deutlich, was die Berufsgruppe in den Fokus medialer und gesellschaftlicher Diskurse rückte. Intensivbetten stellten eine Schlüsselressource für die Behandlung der COVID-19-Patient:innen mit schwerem Krankheitsverlauf und/oder Komplikationen dar. Somit waren Pflegefachpersonen plötzlich nicht mehr nur der eigenen professionellen Verantwortung und der persönlichen Für- und Selbstsorge verpflichtet, vielmehr sahen sie sich auch gesellschaftlichen Ansprüchen ausgesetzt (Kuhn & Seidlein, 2021).

In Anbetracht dieser komplexen Bedingungen und divergenten Spannungsfelder im beruflichen Alltag waren und sind Pflegefachpersonen in unterschiedlicher Weise gefordert, mit Ambiguitäten umzugehen.

2 Grenzen professioneller Handlungsroutinen

In der ad hoc initiierten Studie „COVID-19-HCP" (Health Care Professionals) untersuchten wir in einem interdisziplinären Team aus Mediziner:innen, Sozial- und Gesundheitswissenschaftler:innen, wie Intensivmediziner:innen und Pflegefachpersonen die Phase der Vorbereitung auf die COVID-19-Pandemie in ihrem beruflichen Kontext wahrnahmen und welche Erfahrungen sie im Laufe der Pandemie machten. Ziel der Studie war es, zu verstehen, mit welchen Sinndeutungen Gesundheitsprofessionen ihre Alltagspraktiken unter den sich schnell verändernden Arbeitsbedingungen während der Pandemie situativ hervorbringen, verwerfen und modifizieren und so neue Routinen in den Abläufen der intensivpflegerischen Versorgung entstehen. Wir orientierten uns an den Prinzipien der konstruktivistischen Grounded Theory nach Kathy Charmaz (Charmaz, 2006), um eine gegenstandsbezogene Theorie zu entwickeln.

In diesem Beitrag werden anhand einer Gegenüberstellung von zwei kontrastierenden Fallbeispielen aus dem Bereich der Pflege ausgewählte Erkenntnisse der Studie nachgezeichnet.

3 Berufliches Erleben und Handeln von Pflegefachpersonen

3.1 Sampling

Zu Beginn der Pandemie fehlten empirische Erkenntnisse zum untersuchten Phänomen. Vor diesem Hintergrund wurde ein explorativ-qualitatives Studiendesign mit zwei Befragungszeitpunkten konzipiert, welches auf die dynamischen Entwicklung der Situation ausgerichtet war. Zu Beginn der Pandemie in Deutschland (Frühjahr 2020) wurden im Setting der intensivmedizinischen Versorgung von COVID-19 Patient:innen insgesamt 39 Studienteilnehmende aus zehn deutschen Bundesländern akquiriert. Mit der Mehrheit der Studienteilnehmer:innen (davon 19 Pflegefachpersonen, 17 Mediziner:innen, drei Medizinstudierende, 18/39 weiblich) wurde nach einem Baseline-Interview (März–Juli 2020) ein Follow-up-Interview (November 2020–März 2021) geführt. Vor dem Hintergrund pandemiebedingter Einschränkungen wurden themenzentrierte Interviews telefonisch oder über ein datenschutzkonformes Videokonferenzsystem durchgeführt. Dazu erarbeiteten wir erzählgenerierende Leitfragen zu den Themen Vorbereitungsstrategien, Zusammenarbeit, Erleben der Arbeitssituation, Belastungen und Zukunftsvorstellungen. Die Interviewenden konnten während des Gesprächs auf diesen Leitfaden zurückgreifen und ihn als Orientierungshilfe nutzen.

Wir interviewten Personen an mehreren Standorten in Deutschland, die sich in Bezug auf individuelle Merkmale und auf das berufliche Umfeld (u. a. Versorgungsstufe des Krankenhauses, Führungsposition) unterschieden. Somit konnten wir ein heterogenes Sample zusammenstellen. Weitere Angaben zu Studiendesign, Ethikvotum und Datenschutz sowie erste Ergebnisse der Baseline-Erhebung wurden in der Fachpublikation von Hörold et al. (2022a) präsentiert.

3.2 Datenauswertung

In den verschiedenen Phasen des Forschungsprozesses orientierten wir uns an den Prinzipien der konstruktivistischen Grounded Theory nach Kathy Charmaz (Charmaz, 2006), indem wir dem Aspekt der Reflexivität besondere Beachtung schenkten (Breuer, 2021; Breuer et al., 2019). Diese spezifische Haltung vergegenwärtigt sich in der prozessbegleitenden Arbeit im Rahmen einer Forschungs- und Interpretationswerkstatt in besonderer Weise (Reichertz, 2013). So begleitete die Forschungsgruppe als reflexive und korrektive Instanz den iterativen Verlauf von Datenerhebung, -aufbereitung und -auswertung mit dem Ziel, „[…] ‚belastbares' Wissen über das Handeln und die alltäglichen Praktiken von Menschen […] [und] deren kommunikative Konstruktion der sozialen Welt zu generieren" (Reichertz, 2013, S. 13).

Gemeinsam wurde anhand des textbasierten Datenmaterials im tentativen Vorgehen des initialenund fokussierten Kodierens, der Hypothesenbildung und -prüfung, des kontinuierlichen Vergleichens von Konzepten und Kategorien sowie deren Dimensionierung (Charmaz, 2006) schließlich die Schlüsselkategorie „Ambivalenz" herausgearbeitet. Daran anknüpfend wurde eine Differenzierung verschiedener Typen der Bearbeitung von erlebter Ambivalenz im Kontext der pandemischen intensivmedizinischen Versorgung erarbeitet. Für die Fallkontrastierung wurden die Kategorien anhand der dazugehörigen Textstellen mittels synoptischer Vergleiche weiterentwickelt, überarbeitet, differenziert, erläutert und schließlich zueinander in Beziehung gesetzt (Kelle & Kluge, 2010). Ziel der Typen-Modellierung war die Herausarbeitung gegenstandsbezogener Systematiken, die zu Beschreibungs-, Erklärungs- und Selbst- bzw. Handlungsreflexions-Zwecken tauglich sind (Breuer et al., 2019). Die in diesem Beitrag vorgestellten Fälle Hanna Läufert und Julian Meyer (Pseudonyme) greifen beispielhaft zwei der im Rahmen der Interpretationswerkstatt generierten Bearbeitungsmuster, den Typus „der:die Macher:in" und den Typus „der:die Enttäuschte", auf. Das Charakteristische dieser Typologie zum Umgang mit erlebter Ambivalenz bei Pflegefachpersonen in der Versorgung von COVID-19-Patient:innen auf der Intensivstation lässt sich exemplarisch anhand dieser beiden Fälle und in deren kontrastiver Gegenüberstellung aufzeigen.

Es handelt sich bei den nachfolgend vorgestellten Fällen um Pflegefachpersonen, die neben ihrem Geschlecht und ihrem chronologischen Alter zudem Unterschiede hinsichtlich ihrer Berufserfahrung und ihres Tätigkeits- sowie Zuständigkeitsbereiches innerhalb der Einrichtung, in der sie zum Zeitpunkt der Interviews arbeiten, aufweisen.

3.3 Fallbeispiele

Hanna Läufert ist Anfang fünfzig und seit mehr als zwanzig Jahren in der Pflege tätig. Sie ist Fachkrankenschwester für Anästhesie- und Intensivpflege und hat einen Bachelorabschluss in der Pflege erworben. Hanna war zu den Interviewzeitpunkten auf einer interdisziplinären Intensivstation in einem Klinikum der Schwerpunktversorgung tätig und hat zusätzlich zu ihrer Tätigkeit in der direkten Patient:innenversorgung die stellvertretende Leitung der Station inne. Sie ist verheiratet und hat zwei Kinder im Jugendalter.

Julian Meyer ist Ende zwanzig und seit mehr als zehn Jahren in der Pflege in einem Krankenhaus der Grund- und Regelversorgung tätig. Nach der Ausbildung zum Gesundheits- und Krankenpfleger wechselte Julian auf die Intensivstation. Er hat eine Zusatzqualifikation zum Fachkrankenpfleger für Anästhesie- und Intensivpflege und eine Weiterbildung zur Praxisanleitung in der Pflege abgeschlossen. Er ist verheiratet und hatte zu den Befragungszeitpunkten keine Kinder.

Nachstehend wird mit diesen beiden Fällen eine Strukturierung der herausgearbeiteten Dimensionen, Konzepte und Kategorien vorgestellt, welche die Theorieentwicklung plausibilisiert.

4 „Intensiv" Pflege

Handlungs- und Interaktionsphänomen unserer Interviewteilnehmenden ist das berufliche Erleben und Handeln als Pflegefachperson auf einer Intensivstation in der COVID-19-Pandemie, das wir mit *„intensiv" Pflege* beschreiben. *„Intensiv" Pflege* expliziert die Unterstützung, Übernahme und Wiederherstellung der Aktivitäten des Lebens unter Berücksichtigung der existenziellen Erfahrungen und der gesundheitlichen Biografie kritisch kranker Patient:innen mit manifesten oder drohenden Störungen vitaler Funktionen (Kaltwasser et al., 2015) einerseits, und anderseits die beruflichen Herausforderungen in der COVID-19-Pandemie. Dieses Erleben findet aus der Perspektive unserer Interviewteilnehmenden in vier unterschiedlichen Dimensionen – der gesellschaftlichen, institutionellen, subinstitutionellen und der individuellen Dimension – statt.

4.1 Mehrdimensionalität von Ambivalenz

Menschen erleben und bearbeiten Erlebtes, wie die COVID-19-Pandemie, in ihren unterschiedlichen Rollen und im Zusammenspiel mit anderen gesellschaftlichen Normen zu Arbeit, Familie, Geschlecht und Alter (Meyer, 2000). Pflegefachpersonen entwickeln dabei innerhalb ihrer beruflichen Rollen unterschiedliche Strategien, die mit Ambivalenz einhergehen. Ambivalenz ist gekennzeichnet durch gleichzeitig geltende, sich aber widersprechenden Wünschen, Gefühlen und Gedanken, die entweder gleichermaßen ertragen werden oder zu inneren Spannungen führen (Felden, 2020). Mit „Ambivalenz" als Schlüsselkategorie können Handlungen und Interaktionen in Beziehung gesetzt werden, mit dem Ziel, die Konsequenzen von Handlungen darzustellen.

Die Bedingungs-/Konsequenzen-Matrix (Abb. 1) konzeptualisiert die verschiedenen Gegenstandsebenen, in denen soziale Interaktionen, die mit Ambivalenzen im Rahmen der *„intensiv" Pflege* korrespondieren, entstehen und sich entwickeln. Die Matrix dient u. a. dazu, die Bedingungen und Konsequenzen konkreter Handlungen und Interaktionen auf unterschiedlichen kontextuellen Dimensionen aufzuspüren und zu modellieren (Breuer et al., 2019).

Die unterschiedlichen Dimensionen heben die Komplexität des Systems hervor. Zudem wird die Reziprozität von Individuum, soziale(n) Rolle(n) (u. a. berufliche Rolle: Vertreter:innen einer Berufsgruppe) sowie gesellschaftlicher Einbettung deutlich. Dieses Gesamtbild inkludiert mediale und politische Diskurse, Strategien der Institution, materielle und persönliche Ressourcen sowie das Wissen, die Erfahrungen und die Gestaltungsfähigkeit der Beteiligten. Die Handlungs-/Interaktionsebene schließlich stellt individuelle und relationale Aspekte dar, die das Erleben während der Pandemie beeinflussen können (Hörold et al., 2022a). In der intensivmedizinischen Versorgung können diese Faktoren u. a. das Belastungserleben der Pflegefachpersonen sowie die Gruppendynamik in einem klinischen Team umfassen.

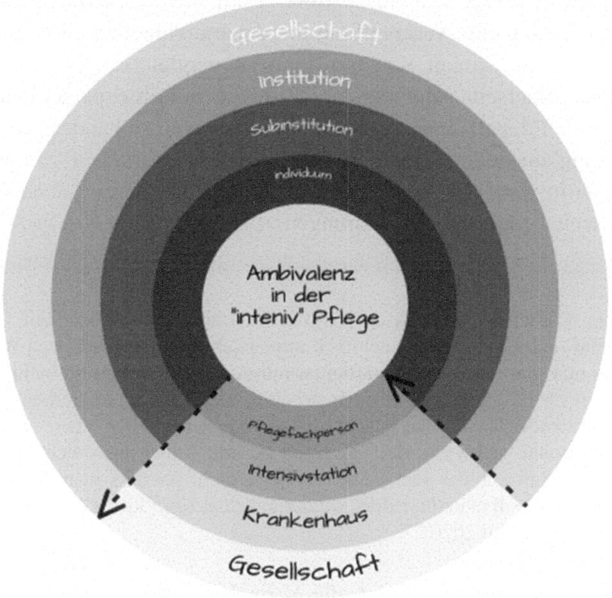

Abb. 1 Bedingungs-/Konsequenzen-Matrix für „intensiv" Pflege in Anlehnung an Strauss und Corbin (1996)

4.2 Gesellschaftliche Dimension: „auf einmal systemrelevant"

Seit dem Beginn der COVID-19-Pandemie wurde der Pflegeberuf als ‚systemrelevant' bezeichnet. Pflegefachpersonen rückten in den Fokus der medialen Berichterstattung, wurden als ‚wahre Helden' bezeichnet und allabendlich wurde als Zeichen der Wertschätzung in einigen Städten auf Balkonen geklatscht. Indessen mehrt sich auch ein medialer Diskurs, der Vertreter:innen der Pflege und deren berufliche Herausforderungen für die Politik und Gesellschaft sichtbar macht und gesundheitspolitische Veränderungen nach der Pandemie fordert (Böckling, 2020; Fleckl, 2021; Heisterkamp, 2020; Rollinger & Arcioli, 2021).

Hanna nutzt Kriegsmetaphorik *(„Das ist eben halt wirklich wie Krieg"),* um ihre Erfahrungen mit der Pandemie sprachlich auszudrücken und expliziert damit auch eine gesamtgesellschaftliche Dimension. Im Gebrauch von Metaphern spiegelt sich vor allem die Suche nach passenden Worten und Konzepten wider.

Diese sollen die diffusen Erlebnisse (inter-)subjektiv nachvollziehbar machen. Schon hier deutet sich eine Verknüpfung mit der individuellen Dimension an. Die Pandemiesituation mit einem Kriegszustand zu vergleichen, erschien aus Hannas Perspektive einerseits angemessen in Bezug auf ihre persönliche Haltung *(„Gewissen“)* als Pflegefachperson und anderseits in Auseinandersetzung mit der Berichterstattung aus anderen Ländern mit *„vielen Verstorbenen“*. Begibt sie sich in dieses Szenario weiter hinein, sieht sie sich als vorbereitet *(„schussfest“)* aufgrund von bereits gemachten Erfahrungen *(„man hat ja schon vieles erlebt im Leben“).*

> „Das ist eben halt wirklich wie Krieg. […] Das ist schon eine schwere Zeit. […] Also ich würde mal sagen, man bezeichnet mich immer sehr als schussfest. […] Wenn man das jetzt so mal vier Wochen hart arbeiten müsste, wie man das so sieht in Amerika, wo man zwölf Stunden und mehr arbeitet, und sieht viele sterben, weiß ich auch nicht letztendlich. Man hat ja schon vieles erlebt im Leben, aber wie das dann in einem emotional nachwirkt, dass weiß ich bei mir selber auch nicht. Kann auch sein, dass man zum Schluss sagt, „Das war jetzt nicht so, dass man das unbedingt haben wollte alles“, ob man die Bilder wieder aus dem Kopf kriegt.“ (Hanna Läufert, Baseline-Interview, Mai 2020)

In diesem Textausschnitt deutet sich die Verwobenheit verschiedener Dimensionen an: Zu Beginn beschreibt Hanna die Erfahrungen mit der Pandemiesituation aus Sicht ihrer Berufsgruppe *(„man“),* d. h. bezüglich der subinstitutionellen Ebene, und spricht als Repräsentantin für ihre Kolleg:innen. Indem sie beginnt über Prozesse und Handlungsroutinen zu sprechen, erfolgt ein Wechsel zur subjektiven Perspektive/individuellen Dimension *(„Also ich.“).* Die gesellschaftliche Rahmung Hannas geschilderter Erfahrungen mit der Pandemie deutet sich im Zuhören der „vielen Erzählungen“ über die Corona-Infektion sowie dem angeführten Beispiel zur Versorgungssituation von COVID-19-Patient:innen in Amerika an. Für Hanna stehen diesen Eindrücken die Situation in ihrer Klinik zum Zeitpunkt des Interviews entgegen – und doch fühlt sie sich angespannt und teilweise unsicher, da sie eine Diskrepanz zwischen medialer und erlebter Wirklichkeit wahrzunehmen scheint. Ihre Strategie der Bearbeitung dieser Widersprüchlichkeiten ist, sich dem Thema privat zu entziehen und nicht hinzuhören *(„ich kann es nicht mehr hören“).* Indem sie ihre derzeitige Ausgangslage mit dem Amerika-Beispiel ins Verhältnis setzt, scheint ihr eine realistische Einschätzung ihrer Situation zu gelingen.

> „Geld ist immer 'ne wesentliche Rolle. Kaum wurde die COVID-Pauschale gezahlt, ist es ja doch wieder zu wenig gewesen. Also ich weiß nicht, wohin uns diese Gesellschaft jetzt so führt oder wir so selber [...]. [...] Also es ist manchmal schon ganz schön traurig, [...] [man] schämt [...] sich schon so für, dass man Krankenschwester ist [...]. Ja, die Schwester [...] hat jetzt auf einmal eine Allergie, das geht nicht, weil sie da Angst hat, das geht nicht, [...] da kriegt sie Pickel unter der Maske, das ist schon hart. Also ich hätte das nie gedacht, dass unser Berufsstand– wenn man mal so alte Filme guckt, dann war 'ne Krankenschwester wirklich noch 'ne Krankenschwester. Also wir müssen uns hier nicht aufopfern und wir müssen nicht zwanzig Stunden am Tag arbeiten, aber ich sag mal so, wollen immer alle beklatscht und verwöhnt werden, aber wir haben aber nun auch schon gut was bekommen. [...]." (Hanna Läufert, Follow-up-Interview, Dezember 2020)

Als „Macher:in" kann Hanna einerseits die Perspektive von Pflegefachpersonen verstehen und ordnet sich dieser Berufsgruppe auch selbst zu. Andererseits deutet sich eine Abgrenzung gegenüber einer „neuen Generation" von Pflegefachpersonen an, die sich durch einen hohen Gratifikationsanspruch auszeichnet. Aus ihrer Perspektive heraus scheint sich das Professionsverständnis verändert zu haben. Obgleich des Erlebens von Widersprüchlichkeiten verbleibt Hanna im Modus, Strukturen und Angebote zu schaffen und Verbindung zwischen Leitungs- mit Mitarbeitendenebene aufzubauen. Diese Handlungslogik verorten wir im Typus „der:die Macher:in".

Es wird deutlich, dass Pflegefachpersonen als Träger:innen verschiedener sozialer Rollen während der Pandemie Strategien entwickeln, um die Informationen, die auf verschiedenen Ebenen auf sie einwirken, zu kanalisieren und sich in diesem multidimensionalen Spektrum zu positionieren. Dies erfolgt durch eine Wechselbewegung aus Öffnung und Abgrenzung nach außen.

Julian beschreibt das Erleben des gesellschaftlichen Diskurses als Wellenbewegung ebenfalls mit einem Sprachbild. Die Anerkennung der beruflichen Tätigkeit als „systemrelevant" wurde rückblickend als angenehm erlebt, allerdings sei dieses Gefühl nicht mehr vorhanden.

> „Man hat auch in der Bevölkerung [...] gespürt, dass man ja jetzt auf einmal systemrelevant ist und alles. Das war ja sehr angenehm, muss man ehrlich sagen. Aber jetzt merkt man davon ja gar nichts mehr. Ganz im Gegenteil, man wird sogar ein Stück weit gemieden, wenn man hört, wenn Leute hören, wo man arbeitet." (Julian Meyer, Follow-up-Interview, Dezember 2020)

Auch bei Julian beobachten wir das stellvertretende Sprechen aus Perspektive der Berufsgruppe *(„man")*. Er grenzt zudem diese Gruppe von der Allgemeinbevölkerung *(„Leute")* ab. Im Vergleich zu Hanna zeigt sich, dass er zum Thema

„Systemrelevanz“ keine gesonderte Perspektive einnimmt, sondern sich demgegenüber als Repräsentant der Profession positioniert. Zudem schildert er seinen Eindruck bezüglich der Anerkennung von Personen, die COVID-19-Patient:innen versorgen. Er nimmt eine Veränderung in der Art und Weise wahr, wie die Gesellschaft auf ihn und seine Kolleg:innen blickt. Aus anfänglicher Aufmerksamkeit und Anerkennung zeigen sich *„die Leute“* gegenüber Pflegefachpersonen in dem Bereich nun zurückhaltend und distanziert. In der Differenzierung der beiden Personengruppen deutet sich für uns eine persönliche Enttäuschung bei Julian an, die sich im Verlauf des Follow-up-Interviews weiter entfaltet.

Zusammenfassend werden in der gesellschaftlichen Dimension in Interaktionen Abgrenzungs- und Distanzierungstendenzen deutlich, die in ihrer Ausprägung variieren.

4.3 Institutionelle Dimension: Strategie Mundpropaganda

Die institutionelle Dimension umfasst Strukturen, Prozesse und auch die Kommunikationskultur eines Krankenhauses und deren Einfluss auf die Mitarbeitenden.

Hanna berichtet auf institutioneller Ebene von einer guten Vorbereitungsphase, da Vorlauf bis zu den ersten COVID-19-Patient:innen bestand. Sie beschreibt eine Phase, die durch Organisieren und Informieren bzw. Informiert werden geprägt war. Gleichwohl werden auch Schwierigkeiten in der Kommunikation hinsichtlich Aufgaben und Absprachen mit Ärzt:innen angeführt. Im Follow-up-Interview expliziert sie das Erleben institutioneller Diskurse als wellenförmige Entwicklung parallel zum Pandemiegeschehen. Sie beschreibt aus ihrer Perspektive der „Macher:in“ heraus, dass *„viel organisiert und probiert“* wurde. Aus Sicht der Pflegefachperson blickt sie jedoch besorgt auf eine zunehmende Anzahl zu versorgender Patient:innen *(„wenn es mal den Tag gibt, wo es mal richtig boomt“),* worin sich auch hier erneut Unsicherheit *(„in den Kinderschuhen stecken“)* andeutet.

Julian berichtet im ersten Interview von einer schwierigen Vorbereitungsphase aus institutioneller Sicht. Er habe den Eindruck, die Institution sei mit der Aufgabe überfordert gewesen, Prozesse und Strukturen anzupassen. Die Kommunikation und Informationsweitergabe unter Mitarbeitenden wird als *„Mundpropaganda“,* somit wenig strategisch und effizient angelegt, beschrieben. Versetzt er sich im Follow-up-Interview zurück in die Situation, erfahren wir, dass *„mich das damals so genervt hat“* und dass die Bedingungen *„recht ähnlich geblieben“* seien. Demzufolge hat sich aus seiner Sicht wenig an der Kommunikationsstrategie in der Institution verändert. Bereits im Baseline-Interview wird eine Enttäuschung über die Kommunikationskultur innerhalb des Krankenhauses sichtbar. Sein Interesse daran erscheint im Follow-up-Interview eher gering, wobei wir annehmen, dass dies reaktiv im Verlauf der beruflichen Tätigkeit entstanden sein könnte und sich im Zusammenspiel mit den Arbeitsbedingungen während der Pandemie verstärkte.

4.4 Subinstitutionelle Dimension: „allein gelassen in meinem Zimmer"

Die subinstitutionelle Dimension repräsentiert die klinische Umgebung (Intensivstation), in der die Pflegefachpersonen tätig sind. Sie berücksichtigt die relevanten personellen sowie die materiellen Ressourcen.

Wie bereits angeführt, werden Emotionen bei Hanna durch Kriegsmetaphorik transferiert. Diese sind insbesondere im ersten Interview sehr präsent. Als „Macher:in" äußert sie Sorgen hinsichtlich der Vorbereitung des Teams und dessen Bereitschaft, zunehmenden Anforderungen in Verbindung mit einem wachsenden Infektionsgeschehen als Team gemeinsam gerecht zu werden.

> „Also [...] ich muss sagen, hier so auf Station, man ist ja gewillt, dass das dann alles so funktioniert, es ist aber auch vieles, was mich manchmal auch so geängstigt hat, was es so für Aussagen gab auch von Schwestern. [...] „aber, wenn das dann kommt mit dem COVID, dann bin ich krank" [...]" (Hanna Läufert, Baseline-Interview)

Zur Funktionalität des stationären Ablaufs ist für Hanna die Verlässlichkeit der Mitarbeitenden erforderlich. Vorausgesetzt hierfür ist, persönliche Befindlichkeiten zurückzustellen. Sie erlebt eine Ambivalenz zwischen den Wahrnehmungen in ihrer Rolle als stellvertretende Leitung und dem persönlichen Professionsverständnis in ihrer Rolle als Pflegefachperson. In ihrer beruflichen Position, die in der subinstitutionellen Dimension verortet ist, ist es ihr möglich, beide Perspektiven einzunehmen. In der Doppelrolle versteht sie sich als „Macher:in". Wir erfahren von Hanna, dass sie in der Vorbereitungsphase Möglichkeiten geschaffen hat, sich pflegerisch und auch berufsgruppenübergreifend auszutauschen, um Fähigkeiten und Wissen zu aktualisieren.

> „Wir hatten auch die Möglichkeit, uns pflegerisch noch einmal auszutauschen. Wir haben Lagerungsworkshops ins Leben gerufen [...] [und] uns dann noch einmal belesen, haben uns mit der Physiotherapie [...] zusammengetan und uns ausgetauscht. [...] Zusammenarbeit hat uns diese Corona-Krise ein Stückchen auch etwas gebracht." (Hanna Läufert, Baseline-Interview)

Ihr Anspruch ist, zwischen Leitungsebene und den Mitarbeitenden zu vermitteln. In Ihrem Erleben habe das Leitungsteam der Station Belastungen, Sorgen und Ängste von Mitarbeitenden wahr- und ernst genommen und hierauf reagiert. Als Beispiel führt sie die Durchführung von Teamtagen an.

> „[…] die [Teamtage] wurden auch nicht so angenommen, um da auch nochmal Kommunikationsschulungen und Wertschätzung auf den Tisch zu bringen. Wir haben das hier wirklich gut organisiert und das waren wirklich harte Tage, wo wir Abstriche gemacht haben, um das zu organisieren. […] wie gesagt, die finanzielle Seite wurde ja auch bedacht, aber ich glaube, das ist Schall und Rauch. Zwischendurch empfindet man das ja, dass sie sehr unzufrieden und nörgelig sind.“ (Hanna Läufert, Follow-up-Interview)

Für sie drückt sich institutionelle Wertschätzung auch in der Neuanschaffung von Equipment, der dauerhaften und ausreichenden Verfügbarkeit von persönlicher Schutzausrüstung für die Mitarbeitenden sowie in der Unterstützung durch die ärztliche Leitung bei der Durchsetzung von Veränderungen (u. a. Schließung von Betten bei Personalmangel) aus.

Trotz allem Engagement nimmt Hanna Unzufriedenheit und Frust bei den Mitarbeitenden wahr, was sie aus ihrer Perspektive – einer langjährig erfahrenen Pflegefachperson – nicht nachvollziehen kann.

Bezogen auf die erste pandemische Welle zieht Julian rückblickend ein positives Fazit:

> „[…], das klingt jetzt blöd, aber die habe ich fast so ein bisschen positiv in Erinnerung. Weil da hatten wir ja verhältnismäßig wenig Corona-Patienten. Da hatten wir […] tatsächlich Zeit. […] man hatte im Team so ein Wir-Gefühl, und das war eigentlich tatsächlich nett. Und man hat das dann gemeinsam geschafft so nach dem Motto, und das war cool.“ (Julian Meyer, Follow-up-Interview)

Den von Julian zuvor erfahrenen kollegialen Zusammenhalt beschreibt er als angenehm und stellt eine Verbindung zum niedrigen Patient:innenaufkommen und der damit einhergehenden gewonnenen Zeitressourcen her. Die Verfügbarkeit von Zeit unterstützt in seinem Erleben das Wohlbefinden der Kolleg:innen in der Teamzusammenarbeit. Diese retrospektiv als positiv bewertete Erfahrung *(„das war cool“)* zieht Julian als Vergleichsfolie für die aktuelle Situation heran, die sich offensichtlich hiervon unterscheidet. Er relativiert den erlebten Verlust des Wir-Gefühls, indem er diese Erfahrung in der Rückschau lediglich als *„tatsächlich ganz nett“* bewertet. Hier wird die Bedeutung der subinstitutionellen

Dimension (Austausch mit Kolleg:innen) für die Pflegefachpersonen herausgestellt. Der als angenehm erlebte kollegiale Austausch wird durch (Hygiene-) Regelungen der Institution tangiert, was zum Erleben von Frustration am Arbeitsplatz führt. Julian berichtet im ersten Interview zunächst von körperlicher Belastung durch *„Masken und [diese] Taucherbrillen-artigen Schutzbrillen"*. Im zweiten Interview wird das dauerhafte Arbeiten mit einer FFP2-Maske mit *„körperlich arbeiten, [...] Schnauze halten"* expliziert. Im Vergleich mit *„Leute[n], die einen Bürojob haben [...], [und denen] nach zwei Stunden irgendwie eine halbe Stunde maskenfreie Zeit zugesichert werden muss"*, drückt sich aus unserer Sicht die Ambivalenz zur eigenen beruflichen Tätigkeit aus. Gleichwohl reflektiert er damit auch sein Verständnis im Hinblick auf die gesellschaftliche Dimension der Berufsgruppe. Im Rahmen der subinstitutionellen Dimension versucht er als gegensätzlich erlebte Handlungslogiken durch sprachliche Relativierungen einander wieder anzunähern. Im Vergleich zwischen Baseline- und Follow-up-Interview beobachten wir, dass seine subinstitutionellen Erwartungen nicht befriedigt werden, was sich mit zunehmender Ambivalenz verstärkt.

4.5 Individuelle Dimension: „Die Krise wie ein kleiner Krieg"

Die individuelle Dimension umfasst sowohl den persönlichen Wissens- und Erfahrungsraum während der Pandemie, als auch Fähigkeiten und Möglichkeiten, die eigene Arbeit (um-)zugestalten.

Hanna zeigt sich unsicher im Umgang mit der uneindeutigen Ausgangslage, für deren Beschreibung Kriegsmetaphorik noch eine andere Funktion einnimmt.

> „Ich selber bin wahrscheinlich ein anderer Typ, das wird dann eben so abgearbeitet [...]. Die Krise ist ja wie so ein kleiner Krieg gewesen, obwohl es ja hier nicht stattgefunden hat. Aber ich sage mal so, die Emotionen, das war schon sehr schwierig." (Hanna Läufert, Baseline-Interview)

Fehlende Erfahrung im Umgang mit COVID-19-Patient:innen setzte sie emotional unter Druck und beförderte Gefühle der Besorgnis. Handlungsstrategien blieben im Vorbereitungsmodus, da zunächst keine Patient:innen behandelt werden mussten. Nicht vorausschauend handeln zu können, sondern auf ein Ereignis zu warten, das zu diesem Zeitpunkt als „unnahbar" wahrgenommen wurde, erlebte Hanna wie einen *„kleinen Krieg"*, den sie mit dem Einsatz emotionaler Stärke bewältigen musste. Entsprechend des Typus „der:die Macher:in" erscheint für

Hanna Handlungsfähigkeit (*„das wird dann eben so abgearbeitet“*) für die Auseinandersetzung mit Ambivalenz und die Konstruktion neuer sozialer Ordnung wichtiger als ein definiertes Ziel oder eine klare Vorausschau in die Zukunft.

Julian beschreibt bereits im ersten Interview physische und psychische Belastungen im Zusammenhang mit der Versorgung von COVID-19-Patient:innen.

> „Also es war auf jeden Fall definitiv eine körperliche Belastung, ganz klar, [...]. Und eine psychische Belastung zu Beginn auf jeden Fall [...], ich habe diesen ersten [...] Corona-Patienten betreut und hatte danach drei Tage frei und [...] da habe ich mich ganz bewusst dann ein bisschen zurückgezogen, wollte jetzt nicht so den Kontakt zu anderen Menschen [...]. Man hat schlecht geschlafen und ich muss sagen, das ist jetzt unabhängig davon, aber hatte ich diese drei Tage so hämmernde Kopfschmerzen, das war ganz schlimm.“ (Julian Meyer, Baseline-Interview)

Im Wechsel von *„das Team [hat] wahnsinnig unterstützt“* zu *„ich fühle mich allein gelassen in meinem Zimmer“* beschreibt Julian die Interaktionen von subinstitutioneller und individueller Dimension, worin sich aus unserer Sicht ein besonderer Umgang mit Ambivalenz im Typus „der:die Enttäuschte“ ausdrückt. Julian berichtet im ersten Interview über eine gute Zusammenarbeit im Team und gegenseitige Unterstützung. Krankheitsbedingte Ausfälle seien in dieser Zeit sogar zurückgegangen. Im zweiten Interview ist das Thema Erschöpfung zentral. Er expliziert mehrfach *„die Leute“* als müde, worüber er seine eigene Erschöpfung relativiert.

> „Die Leute sind müde. Die Leute sind müde und auch geschlaucht muss man ehrlich sagen. Wir haben jetzt viele Langzeitkranke. [...] Und dazu wird ja der Arbeitsaufwand immer höher, und deswegen ist im Moment, die Leute sind wirklich müde jetzt auch so in der auch in den Winter gehend in der Vorweihnachtszeit. Ja, es ist einfach anstrengend. Und wie gesagt, die Leute sind ausgelaugt.“ (Julian Meyer, Follow-up-Interview)

Julian berichtet, dass er sich sehr bewusst nach der Ausbildung für eine Tätigkeit in der Intensivpflege sowie für Weiterbildungen entschieden habe. In seiner Rolle als Pflegefachperson wolle er Pflege gestalten und verändern. Die Pandemie schien für ihn eine passende Gelegenheit, Möglichkeiten zur Umsetzung dieser Aspekte zu entdecken und zu nutzen. Gleichzeitig sieht er sich mit den Rollenanforderungen an Pflegefachpersonen unter pandemischen Bedingungen konfrontiert, woraus Ambivalenz resultiert. Er nimmt Ermüdungserscheinungen bei sich selbst und seinen Kolleg:innen wahr und spricht von seiner Befürchtung, berufliche Ziele nicht erreichen zu können. In diesem Zusammenhang äußert er, sein Anstellungsverhältnis gekündigt zu haben, da er *„[...] mit den ganzen*

Rahmenbedingungen [...] einfach so nicht mehr konformgehen" würde. Die Möglichkeit, komplett aus der Intensivpflege auszusteigen, *„[...] weil ich einfach jetzt auch an einem Punkt angekommen bin, wo es mir keinen Spaß mehr macht"*, lesen wir als Handlungsoption, die er in Bezug auf enttäuschte Erwartungen gegenüber institutioneller Strukturen entwickelte. Die Potenziale seines persönlichen Engagements in der Rolle als Pflegefachkraft werde aus seiner Perspektive *„zumindest auf jeden Fall in der Klinik"* nicht anerkannt. Für Julian ergibt sich aus dem anhaltenden Erleben von Widersprüchlichkeiten zwischen institutioneller, subinstitutioneller und individueller Dimension die Handlungsstrategie des „Systemwechsels". Zum Interviewzeitpunkt kann er Ambivalenzen im Rahmen seiner beruflichen Tätigkeit nur durch einen Ausstieg aus der Intensivpflege be- und verarbeiten.

5 Diskussion

In diesem Beitrag werden anhand kontrastierender themenzentrierter Interviews mit Pflegefachpersonen zentrale Erkenntnisse der Studie nachgezeichnet. Die Interviewteilnehmenden stellen die Herausforderungen der pandemischen intensivmedizinischen Versorgung in den Mittelpunkt und beginnen herauszuarbeiten, wie sie – angefangen von der gesellschaftlichen bis hin zur individuellen Dimension – die Pandemie in ihrem beruflichen Alltag erlebten.

Es wird gezeigt, wie sich die subjektive Wahrnehmung von Pflegefachpersonen über die anhaltende Pandemie hinweg veränderte und welche unterschiedlichen interaktionalen Strategien bei der Bewältigung der Situationsdynamik in der Versorgung von COVID-19-Patient:innen entwickelt wurden, aus denen neue Selbstverständlichkeiten in beruflichen Abläufen hervorgegangen sind. Mit den zu zwei Zeitpunkten erhobenen Daten war es uns möglich, die Pandemie als gesellschaftliche Ausnahmesituation zu beleuchten und mit der Betrachtung der hierdurch evozierten Anpassungen von professionellen Handlungen aus Sicht der Fallbeispiele herauszuarbeiten, wie soziale Ordnung(en) von medizinischen und Pflegefachpersonen in den unterschiedlichen pandemischen Phasen hervorgebracht wurde(n). Diese Anpassungsleistungen waren für die Individuen mit dem (mehrdimensionalen) Phänomen der Ambivalenz verbunden. Ursächlich dafür erscheint die Abnahme von Sicherheit und Routinen bei gleichzeitiger Zunahme (mehr-)dimensioneller Diskurse und alternativer Handlungsweisen. Julian konstruiert soziale Ordnung durch einen Ausstieg aus dem System. Eine Anpassungsleistung erschien ihm zum Zeitpunkt des Follow-up-Interviews bei wachsender Ambivalenz, insbesondere bezogen auf die subinstitutionelle und gesellschaftliche Dimension, nicht mehr möglich. Hanna hingegen braucht keinen Systemwechsel, um individuell soziale Ordnung herzustellen. Sie beschreibt sich als „schussfest", was aus unserer Perspektive auf individueller Ebene zur Reduktion von Ambivalenz beiträgt. Für sie ist berufliches Handeln nicht an die Verfügbarkeit eines konkreten Ziels gekoppelt, sondern erfüllt durch eine immanente Handlungsoption in ihrer beruflichen Rolle (stellvertretende Leitung) seinen Zweck. Es scheint, dass ihre berufliche Rolle derstellvertretenden Leitung auf institutioneller Ebene ihr den Rahmen schafft, als „Macher:in" agieren zu können und damit zur Aufrechterhaltung bzw. Neuadjustierung von sozialer Ordnung beiträgt.

Durch unsere Analyse konnten wir zwei verschiedene Typen der Bearbeitung von erlebter Ambivalenz im Kontext des Phänomens *„intensiv" Pflege* nachzeichnen. Hanna steht für den Typus „der:die Macher:in". Der Typus zeichnet sich in Abgrenzung zu anderen Typen in der sub-, institutionellen und der individuellen Dimension durch eine große Handlungsorientierung, individuelle Anpassungsfähigkeit, Einsatzbereitschaft und Reflexionsfähigkeit aus. Zudem zeigen sich subinstitutionell und individuell Anteile der (Für-)Sorge und des Gemeinsinns. Ambivalenz wird im Zusammenhang mit handlungsbezogenen Interaktionen deutlich. Im Gegensatz dazu steht der Typus „der:die Enttäuschte". Der Typus zeichnet sich durch hohe individuelle und (sub-)institutionelle Erwartungen aus, die bei Nichterfüllung negative Emotionen und Belastungserleben zur Folge haben. (Sub)institutionelle und individuelle Anpassungsfähigkeit und Handlungsorientierung sind an den Abgleich der Erwartungen gekoppelt. So verliert der Gemeinsinn (subinstitutionell) für „den:die Enttäuschte" an Bedeutung. Zudem sind Gestaltungsfähigkeiten nicht zugänglich.

In einer herausfordernden Zeit gelang es uns, intensivmedizinisch tätige Pflegefachpersonen zu beruflichem Erleben und Handeln begleitend in der COVID-19-Pandemie zu befragen. Die prozessbegleitende Arbeit der Forschungsgruppe hat zudem die Auseinandersetzung mit der subjektiven Involviertheit in das Forschungsthema und damit auch Lern- und Erkenntnisprozesse befördert (Hörold et al., 2022b). Da die Interviews über Telefon oder Videokonferenzsysteme durchgeführt wurden, konnten nonverbale Hinweise nicht erfasst werden. Zudem kann eine geschlechtsspezifische Dynamik in den Interviews nicht ausgeschlossen werden, da alle Interviews ausschließlich von Frauen geführt wurden (Lefkowich, 2019). Die hier dargestellten Ergebnisse des kontrastierenden Fallvergleichs bilden nur einen Teil der Gesamtergebnisse ab.

Unstrittig ist, dass Pflegefachpersonen von der COVID-19-Pandemie besonders betroffen sind. Zu Beginn der Pandemie drückte sich beispielsweise Wertschätzung in der europaweiten „Applaus-Aktion" in der Zivilbevölkerung aus.

In der Stellungnahme „Pflege ist systemrelevant – Nicht nur in Corona-Zeiten" kritisieren Berufsverbände, dass in der Pandemie die öffentliche Wertschätzung für die Berufsgruppe offenbar gestiegen sei, das Verständnis von Pflege hingegen in Politik und Medien unverändert blieb. Die Expertise aus der Profession Pflege/Pflegewissenschaft war kaum in dem medialen Diskurs vertreten (Dichter et al., 2020). Ferner wurde eine zunehmende Stigmatisierung von Genesenen und von Professionellen, die in verschiedenen Bereichen der Versorgung von COVID-19-Patient:innen tätig warend, sowie deren Folgen (z. B. Diskriminierung, Exklusion) beobachtet (Baldassarre et al., 2020; Muhidin et al., 2020), woraus sich einerseits die Diskussion um die gesellschaftliche Anerkennung der Pflegeberufe verstärkte und andererseits gesundheitliche Auswirkungen bei dieser Berufsgruppe beleuchtet wurden (Dye et al., 2020) und weiter untersucht werden sollten.

Unser Beitrag zeichnet nach, wie Pflegefachpersonen ihre berufliche Situation in der Pandemie erleb(t)en und wie Ambivalenz als mehrdimensionaler Faktor Interaktionen und Handlung im Phänomen *„intensiv" Pflege* beeinflusst. Wir konnten darstellen, dass Ambivalenz handlungsleitender Faktor sein kann, der in einer von Veränderung geprägten Zeit Neuorientierung ermöglicht. So sollte der gesellschaftliche Diskurs innerhalb der Profession und auch gesundheitspolitisch aufgegriffen werden. Ziel muss es sein, erlebte Ambivalenz als konstruktiven Faktor für Zukunftskompetenz zu nutzen (Forte et al., 2020), der Pflegefachpersonen befähigt, resilient zu reagieren, sowie Veränderungsprozesse und Innovationen aus sich selbst heraus anzustoßen.

Wir möchten uns ganz herzlich bei allen Interviewpartner:innen für ihre Zeit, ihr Engagement und ihre Offenheit bedanken. Darüber hinaus steht hinter den Autor:innen ein engagiertes Team und Unterstützende an den Standorten Magdeburg und Regensburg: Johannes Bernarding, Susanne Brandstetter, Elena Brushinski, Christoph Damm, Heike Heytens, Maximilian Malfertheiner, Stefanie March, Niklas Otto, Markus Plaumann, Magdalena Rohr, Ruben Ulbrich, Angela Ulrich. Ohne diese Personen wäre unsere Studie so nicht möglich gewesen.

Literatur

Ärzteblatt. (2021, März 15). Experten fürchten massiven Personalmangel auf Intensivstationen. https://www.aerzteblatt.de/nachrichten/122015/Experten-fuerchten-massiven-Personalmangel-auf-Intensivstationen. Zugegriffen: 6. Apr. 2022.

Baldassarre, A., Giorgi, G., Alessio, F., Lulli, L. G., Arcangeli, G., & Mucci, N. (2020). Stigma and Discrimination (SAD) at the time of the SARS-CoV-2 pandemic. *International journal of environmental research and public health, 17*(17). https://doi.org/10.3390/ijerph17176341.

Bambi, S., Iozzo, P., Rasero, L., & Lucchini, A. (2020). COVID-19 in critical care units: Rethinking the humanization of nursing care. *Dimensions of Critical Care Nursing: DCCN, 39*(5), 239–241. https://doi.org/10.1097/DCC.0000000000000438.

Begerow, A., Michaelis, U., & Gaidys, U. (2020). Wahrnehmungen von Pflegenden im Bereich der Intensivpflege während der COVID-19-Pandemie. *Pflege, 33*(4), 229–236. https://doi.org/10.1024/1012-5302/a000744.

Böckling, U. (2020, Juli 12). Nachruf auf die Corona-Helden. *Geschichte der Gegenwart (Hg.).* https://geschichtedergegenwart.ch/nachruf-auf-die-corona-heldinnen/Nachruf. Zugegriffen: 6. Apr. 2022.

Breuer, F. (2021). Selbst-/Reflexivität der Forschenden – ihre Nutzung für die Theorieentwicklung im Forschungsstil der Grounded Theory. In C. Detka, H. Ohlbrecht & S. Tiefel (Hrsg.), *Qualitative Fall- und Prozessanalysen. Anselm Strauss – Werk, Aktualität und Potentiale: Mehr als Grounded Theory* (S. 145–154). Barbara Budrich.

Breuer, F., Muckel, P. & Dieris, B. (2019). *Reflexive Grounded Theory: Reflexive Grounded Theory* (4., durchgesehene und aktualisierte Aufl.). Springer Fachmedien Wiesbaden. https://doi.org/10.1007/978-3-658-22219-2.

Charmaz, K. (2006). *Constructing grounded theory: A practical guide through qualitative analysis* (2. Aufl.). SAGE.

Dichter, M., Kocks, A., Meyer, G., & Stephan, A. (2020). *Pflege ist systemrelevant – nicht nur in Corona-Zeiten: Gemeinsame Stellungnahme zum Internationalen Jahr der Pflegenden und Hebammen vor dem Hintergrund der Corona-Pandemie in Deutschland.* https://dg-pflegewissenschaft.de/wp-content/uploads/2021/01/2020_05_12-Gemeinsame-Stellungnahme-zum-internationlen-Jahr-der-Pflegenden-und-Hebammen-FINAL.pdf. Zugegriffen: 6. Apr. 2022.

Dye, T. D., Alcantara, L., Siddiqi, S., Barbosu, M., Sharma, S., Panko, T., & Pressman, E. (2020). Risk of COVID-19-related bullying, harassment and stigma among healthcare workers: An analytical cross-sectional global study. *BMJ open,* e046620. https://doi.org/10.1136/bmjopen-2020-046620.

Felden, H. von. (2020). *Selbstoptimierung und Ambivalenz: Gesellschaftliche Appelle und ambivalente Rezeptionen. Lernweltforschung: Bd. 31.* Springer VS. https://doi.org/10.1007/978-3-658-28107-6.

Fleckl, J. (2021). Auf Station – die Pflegekolumne mit Julia Rettenberger. *Süddeutsche Zeitung.* https://www.sueddeutsche.de/thema/Auf_Station. Zugegriffen: 14.06.2021.

Forte, P., Miller, R., Bowen, T., Vissers, J., Faubel, R., Pavi, E., & Malmstro, T. (2020). A futures literacy application in health care: The managed outcomes project case study. *Journal of Futures Studies, 24*(3), 51–61. https://doi.org/10.6531/JFS.202003_24(3).0004.

Goh, Y.-S., Ow Yong, Q. Y. J., Chen, T.H.-M., Ho, S. H. C., Chee, Y. I. C., & Chee, T. T. (2021). *The Impact of COVID-19 on nurses working in a University Health System in Singapore: A qualitative descriptive study.* In: International journal of mental health nursing 30 (3), S. 643–652. DOI: 10.1111/inm.12826.

Härter, M., Bremer, D., Scherer, M., & von dem Knesebeck, O., & Koch-Gromus, U. (2020). Auswirkungen der COVID-19-Pandemie auf die klinische Versorgung, Arbeitsprozesse und Mitarbeitenden in der Universitätsmedizin: Ergebnisse einer Interviewstudie am UKE. *Gesundheitswesen, 82*(08/09), 676–681. https://doi.org/10.1055/a-1226-6828.

Heisterkamp, L. (2020, Juli 07). Ausgeklatscht. *Zeit online*. https://www.zeit.de/politik/deutschland/2020-07/pflegekraefte-corona-krise-wertschaetzung-versprechungen. Zugegriffen: 6. Apr. 2022.

Hörold, M., Drewitz, K. P., Piel, J., Hrudey, I., Rohr, M., Brunnthaler, V., Hasenpusch, C., Ulrich, A., Otto, N., Brandstetter, S., & Apfelbacher, C. (2022a). Intensive Care Units Healthcare Professionals' Experiences and Negotiations at the Beginning of the COVID-19 Pandemic in Germany: A Grounded Theory Study. *INQUIRY: The Journal of Health Care Organization, Provision, and Financing, 59,* 00469580221081059. https://doi.org/10.1177/00469580221081059.

Hörold, M., Piel, J., Drewitz, K.-P., Hrudey, I., Hasenpusch, C., & Apfelbacher, C. (2022b). Gemeinsame Interpretationsarbeit in der qualitativen Gesundheitsforschung in Zeiten von "Physical Distancing". *Zeitschrift für Evidenz, Fortbildung und Qualität im Gesundheitswesen.* DOI: https://doi.org/10.1016/j.zefq.2022.04.003

Hower, K. I., Pfaff, H., & Pförtner, T.-K. (2020). Pflege in Zeiten von COVID-19: Onlinebefragung von Leitungskräften zu Herausforderungen. *Belastungen und Bewältigungsstrategien. Pflege, 33*(4), 207–218. https://doi.org/10.1024/1012-5302/a000752.

Kaltwasser, A., Hermes, C., Dubb, R. & Stolecki, D. (2015). Intensivpflege. In G. Marx, E. Muhl, K. Zacharowski & S. Zeuzem (Hrsg.), *Die Intensivmedizin* (12. Aufl., S. 40–45). Springer Medizin.

Kelle, U., & Kluge, S. (2010). *Vom Einzelfall zum Typus: Fallvergleich und Fallkontrastierung in der qualitativen Sozialforschung* (2., überarbeitete Aufl.). VS Verlag für Sozialwissenschaften/GWV Fachverlage GmbH Wiesbaden. https://doi.org/10.1007/978-3-531-92366-6.

Kuhn, E., & Seidlein, A.-H. (2021). Intensivpflege in Zeiten der COVID-19 Pandemie: Zur Frage des Verhältnisses von Fürsorge und Selbstsorge. *Ethik in der Medizin : Organ der Akademie fur Ethik in der Medizin, 33,* 51–70. https://doi.org/10.1007/s00481-021-00606-5.

Lefkowich, M. (2019). When Women Study Men: Gendered Implications for Qualitative Research. *International Journal of Qualitative Methods, 18,* 1–9. https://doi.org/10.1177/1609406919872388

Meyer, P. C. (2000). *Rollenkonfigurationen Rollenfunktionen und Gesundheit: Zusammenhänge zwischen sozialen Rollen, sozialem Stress.* VS Verlag. https://doi.org/10.1007/978-3-663-11316-4.

Muhidin, S., Vizheh, M., & Moghadam, Z. B. (2020). Anticipating COVID-19-related stigma in survivors and health-care workers: Lessons from previous infectious diseases outbreaks – An integrative literature review. *Psychiatry and clinical neurosciences, 74*(11), 617–618. https://doi.org/10.1111/pcn.13140.

Phua, J., Weng, L., Ling, L., Egi, M., Lim, C.-M., Divatia, J. V., Shrestha, B. R., Arabi, Y. M., Ng, J., Gomersall, C. D., Nishimura, M., Koh, Y., & Du, B. (2020). Intensive care management of coronavirus disease 2019 (COVID-19): Challenges and recommendations. *The Lancet Respiratory Medicine, 8*(5), 506–517. https://doi.org/10.1016/S2213-2600(20)30161-2.

Rabes, C., Bläuer, C., Büche, V., Gisler Ries, I., Knüppel Lauener, S., Kuehl, R., Osthoff, M., Pfeiffer, M., Probst, S., Todorov, V., & Panfil, E.-M. (2020). Zwischen Traum und Trauma – Aufbau und Betrieb einer Kohortenstation für Patient_innen mit COVID-19 in einem Akutspital. *Pflege, 33*(4), 247–255. https://doi.org/10.1024/1012-5302/a000746.

Reichertz, J. (2013). *Gemeinsam interpretieren: Die Gruppeninterpretation als kommunikativer Prozess. Lehrbuch.* Springer VS. http://www.socialnet.de/rezensionen/isbn.php?isbn=978-3-658-02533-5.

Rheindorf, J., Blöcker, J., Himmel, C., & Trost, A. (2020). Wie erleben Pflegefachpersonen die Corona-Pandemie? *Pflege Zeitschrift, 73*(8), 50–53. https://doi.org/10.1007/s41906-020-0761-4.

Rollinger, C. & Arcioli, B. (2021, März 29). *Abgeklatscht und abserviert – Die vergessenen Corona-Helden.* NDR/Das Erste. https://www.daserste.de/information/reportage-dokumentation/dokus/videos/abgeklatscht-und-abserviert-die-vergessenen-corona-helden-video-104.html. Zugegriffen: 6. Apr. 2022.

Silies, K., Schley, A., Sill, J., Fleischer, S., Müller, M., & Balzer, K. (2020). Die COVID-19-Pandemie im akutstationären Setting aus Sicht von Führungspersonen und Hygienefachkräften in der Pflege. *Pflege, 33*(5), 289–298. https://doi.org/10.1024/1012-5302/a000756.

Strauss, A. L. & Corbin, J. M. (1996). *Grounded theory: Grundlagen qualitativer Sozialforschung.* Beltz.

Grenzen des Machbaren – Arbeitslast und -verdichtung in der stationären Langzeitversorgung von Pflegefachkräften in der Covid-19 Pandemie

Julia Weigt, Astrid Eich-Krohm, Christine Holmberg, Franziska König, Andreas Bergholz, Sibille Merz, Joshua Paul und Christian Apfelbacher

Die Originalversion dieses Kapitels wurde revidiert. Ein Erratum ist verfügbar unter https://doi.org/10.1007/978-3-658-39402-8_9

J. Weigt (✉) · A. Eich-Krohm · C. Apfelbacher
Institut für Sozialmedizin und Gesundheitssystemforschung, Otto-von-Guericke-Universität Magdeburg, Magdeburg, Deutschland
E-Mail: julia.weigt@med.ovgu.de

A. Eich-Krohm
E-Mail: astrid.eich-krohm@med.ovgu.de

C. Apfelbacher
E-Mail: christian.apfelbacher@med.ovgu.de

C. Holmberg · F. König · A. Bergholz · S. Merz · J. Paul
Institut für Sozialmedizin und Epidemiologie, Medizinische Hochschule Brandenburg Theodor Fontane, Brandenburg an der Havel, Deutschland
E-Mail: Christine.Holmberg@mhb-fontane.de

F. König
E-Mail: Franziska.Koenig@mhb-fontane.de

A. Bergholz
E-Mail: Andreas.Bergholz@mhb-fontane.de

S. Merz
E-Mail: Sibille.Merz@mhb-fontane.de

J. Paul
E-Mail: Joshua.Paul@mhb-fontane.de

H. Ohlbrecht und A. Seltrecht (Hrsg.), *Pflege: Systemrelevant – und nun?*, Gesundheit und Gesellschaft, https://doi.org/10.1007/978-3-658-39402-8_4

1 Einführung

Mit dem Aufkommen der Covid-19 Pandemie zum Jahresbeginn 2020 brach auf die pflegerische Langzeitversorgung eine noch andauernde Dynamik im Umgang mit dem Infektionsgeschehen im Versorgungsalltag ein. Die politischen Maßnahmen zur Pandemiekontrolle stellten für die Pflegeheime eine ganz neue Situation dar, da sie schnell und kontinuierlich die jeweiligen Verordnungen umsetzen mussten (siehe Punkt 2. Verordnungen über Maßnahmen zur Eindämmung der Ausbreitung des neuartigen Coronavirus SARS-CoV-2 in Sachsen-Anhalt). Die Ausbruchssituation in Pflegeheimen verlief in den einzelnen Bundesländern unterschiedlich. In der ersten Welle (Frühjahr 2020) zeigte sich in den Bundesländern Bayern, Baden-Württemberg, Hamburg und dem Saarland die höchsten Inzidenzwerte der Ausbruchsfälle. In der zweiten Welle (Herbst 2020) lag Sachsen-Anhalt neben Brandenburg und Thüringen an höchster Stelle (Schweickert et al., 2021). Der Fokus des öffentlichen Diskurses richtete sich daher verstärkt auf die Rahmenbedingungen und den Umgang mit schutzbedürftigen Hochrisikogruppen, u. a. den vulnerablen multimorbiden älteren Menschen in der Langzeitversorgung. In Deutschland fällt darunter etwa ein Fünftel der Pflegebedürftigen nach SGB XI, dies entspricht 0,82 Mio. (Statistisches Bundesamt, 2020, Dezember 15). Die Erkrankung, ausgelöst durch das neuartige Virus SARS-CoV-2 und dessen Varianten, geht verstärkt innerhalb der Hochrisikogruppe mit schweren Verläufen einher (Gaertner et al., 2021).

Daher ist auch in der stationären Langzeitpflege die Wahrscheinlichkeit schwerer Verläufe hoch, die zu einem erhöhten Sterblichkeitsrisiko beitragen können (Rothgang et al., 2020a; Stolle et al., 2020). Bisherige Studienergebnisse zeigen, dass zwischen 30–60 % aller Todesfälle in diesem Umfeld auftreten (Heudorf et al., 2020; Rothgang et al., 2020b; Schweickert et al., 2021). Angeführte Gründe beziehen sich vor allem auf altersspezifische Veränderungen, bspw. die Immunseneszenz (schwächere und spätere Reaktion des Immunsystems auf Pathogene), auftretende Gebrechlichkeit sowie die Kombination mit Vorerkrankungen (Schweickert et al., 2021). Die Herausforderung besteht vor allem darin, dass aufgrund initial atypischer bzw. milder Symptomatik der Bewohner:innen eine mögliche Infektion mit dem neuartigen SARS-CoV-2-Virus unter Umständen zu spät diagnostiziert werden kann (ebd.). Inwieweit die Struktur von Pflegeheimen (Bauliche Voraussetzungen, Organisation etc.) zu einem erhöhten Ausbruchsgeschehen beitragen, ist noch unklar.

Der Prozentsatz von Komorbiditäten von Bewohner:innen in der stationären Langzeitversorgung ist mit 90 % beziffert (Schweickert et al., 2021). Hierbei machen demenziell veränderte Bewohner:innen einen Anteil von bis zu

70 % der Bewohner:innen in Pflegeeinrichtungen aus (Schäufele et al., 2013). Diese Gruppe ist besonders risikobehaftet sich mit dem Virus anzustecken und einen schweren Krankheitsverlauf zu erleben. Mögliche Ursachen betreffen dabei geminderte Kommunikationsfähigkeit und mangelnde Compliance hinsichtlich festgelegter Hygiene- und Infektionsschutzmaßnahmen in den Einrichtungen (Schweickert et al., 2021).

Der Anteil wegen einer Coronainfektion hospitalisierter Bewohner:innen fiel im Vergleich zur Gesamtbevölkerung niedriger aus, obwohl er wegen der deutlich erhöhten Wahrscheinlichkeit schwerer Verläufe hätte erhöht sein müssen. Ausschließlich vage Begründungen können bis heute herangezogen werden, die sich vor allem auf fehlende Vorausplanung aufgrund rapider Verläufe der Virusinfektion und den fehlenden Kenntnissen im Umgang mit demenziell veränderten Menschen im Setting Krankenhaus berufen (ebd.). Damit steigt auch das Risiko für Mitarbeitende, sich am Arbeitsplatz in der stationären Langzeitversorgung zu infizieren. Zusätzlich sind die Mitarbeitenden der Pflegeeinrichtungen mit schweren Covid-19-Krankheitsverläufen u. a. mit Todesfolge konfrontiert. Dies stellt eine große Herausforderung dar und führt mitunter zu Überforderung im pandemischen Arbeitsalltag.

Hohes Arbeitsaufkommen, die emotionale Belastung sowie Personalengpässe sind lange Zeit vor der Pandemie bereits bekannte Themen in diesem Versorgungssetting (Hower et al., 2020, S. 2; Rothgang et al., 2020a; Wolf-Ostermann et al., 2020). So gerieten bereits weit vor Ausbruch der Pandemie Mitarbeitende aufgrund hoher Arbeitsbelastung an ihre Grenzen (Hower et al., 2020). Mitarbeitende und Einrichtungsleitende, sowie Bewohner:innen in Pflegeheimen wurden allerdings angesichts des unüberschaubaren Ausmaßes der Covid-19-Pandemie mit einer nie dagewesenen Situation konfrontiert (Rheindorf et al., 2020).

Welche Herausforderungen bestehen und welche Grenzerfahrungen den Alltag der Bewohner:innen und Mitarbeitenden begleiten wird im Projekt „CoronaCare“ untersucht. „CoronaCare“ ist ein Kooperationsprojekt zwischen dem Institut für Sozialmedizin und Epidemiologie (ISE) der Medizinischen Hochschule Brandenburg Theodor Fontane, unter der Leitung von Prof.in Christine Holmberg und dem Institut für Sozialmedizin und Gesundheitssystemforschung (ISMG) der medizinischen Fakultät der Otto-von-Guericke-Universität Magdeburg, unter der Leitung von Prof. Christian Apfelbacher. „CoronaCare“ wird im Rahmen der Förderinitiative „Erforschung von Covid-19 im Zuge des Ausbruchs von SarS-CoV-2“ durch das Bundesministerium für Bildung und Forschung (BMBF) gefördert (Förderkennzeichen 01KI20117). Im Projekt werden gesellschaftliche und persönliche Spannungen erforscht, die aufgrund der politischen Maßnahmen der

Pandemiekontrolle in Sorgebeziehungen auftreten. Insbesondere fokussiert das Forschungsteam des ISMG, auf das Setting der pflegerischen Langzeitversorgung.

Es wird ein qualitatives Forschungsdesign verwendet. In den Ergebnissen werden Machbarkeitsgrenzen im Pflegealltag aus der Perspektive von Pflegekräften und Leitenden der Einrichtungen aufgezeigt. Sowohl im Versorgungsalltag als auch hinsichtlich dessen Organisation setzte Bewältigungshandeln ein, dass sich in unterschiedlichen Strategien zeigt. Dabei finden die Perspektiven des ersten (Frühjahr 2020) und zweiten (Oktober 2020 bis März 2021) Lockdowns Berücksichtigung. Die Erfahrungen des zweiten Lockdowns konnten während des aktuellen Geschehens erhoben werden. Die Perspektiven aus der Pandemiephase des ersten Lockdowns werden durch die Interviewteilnehmenden der „CoronaCare"-Studie in den Forschungsdaten retrospektiv erzählt. Vergleichend hinzugenommen werden Interviews aus dem ersten Lockdown der „HEICO-Studie – Pflege**hei**me in der **Co**vid-19 Pandemie" (siehe hierzu Forschungsportal Sachsen-Anhalt, 2022), in der das ISMG als teilnehmendes Studienzentrum im Juli/August 2020 fungierte.

Die Auswirkungen der Covid-19 Pandemie auf die sozialen Beziehungen in der stationären Langzeitpflege stehen im Mittelpunkt der Analyse, da die Pflegekräfte die wichtigsten Bezugspersonen, in vielen Fällen die einzigen sozialen Beziehungen der Bewohner:innen sind. Gleichzeitig interagieren die Pflegekräfte mit den anderen Berufsgruppen im Pflegeheim und Akteur:innen außerhalb des Settings: Angehörige, Ehrenamtliche, Seelsorgende, Therapeut:innen, Fachärzt:innen, Mitarbeitende des Gesundheitsamtes, Medizinischer Dienst der Krankenversicherung (MDK), der Heimaufsicht u. a. Dabei wird ersichtlich, dass gerade die sozialen Beziehungen innerhalb und die Kontakte außerhalb des Pflegeheims einer Veränderung durch die Covid-19 Pandemie ausgesetzt waren. Die Maßnahmen zur Eindämmung des Virus führten zum Beispiel zu stark eingeschränkten Kontakten zwischen Bewohner:innen und Angehörigen, Hygienekonzepte mussten entwickelt und den Mitarbeitenden und Bewohner:innen erläutert werden, Ausbruchspläne erstellt und Kontakte mit Therapeut:innen und Dienstleister:innen (z. B. Friseur:innen, Fußpflege) eingestellt werden. Dies führte zu einer neuen Dynamik im Versorgungsalltag da nichts so war wie vorher und es auch keine abrufbaren Erfahrungen mit einer solchen Situation gab und neue Verantwortlichkeiten und Aufgabenverteilung in der Pflege zur Folge hatten. In diesem Kapitel werden zuerst die Verordnungen über die Maßnahmen vorgestellt. Der dritte Abschnitt erläutert die methodische Herangehensweise und die Stichprobe. Danach folgen die ersten Ergebnisse aus den Interviews. Es wird herausgearbeitet, welche Erkenntnisse sich daraus im Hinblick auf die Fragestellungen ergeben: Wie können Institutionen der pflegerischen Langzeitversorgung ihre Vorbereitung auf zukünftige Pandemien gestalten damit wichtige soziale Beziehungen aufrechterhalten werden können? Wie kann die Verantwortung und Arbeitslast von Einrichtungsleitungen vermindert werden? Und wie können Mitarbeitende in ihrer Arbeit besser unterstützt werden? Es wird abschließend zusammenfassend diskutiert, welche Änderungen die Untersuchungsergebnisse für weitere Pandemie-Planungen bedeuten.

2 Hintergrund: Verordnungen über Maßnahmen zur Eindämmung der Ausbreitung des neuartigen Coronavirus SARS-CoV-2 in Sachsen-Anhalt

Richtungsweisend für alle Maßnahmen, die in den Pflegeheimen aufgrund der Covid-19 Pandemie ergriffen wurden, waren die Verordnungen des jeweiligen Bundeslandes. Das Land Sachsen-Anhalt gab am 17. März 2020 die erste „Verordnung zur Eindämmung der Ausbreitung des neuartigen Coronavirus SARS-CoV-2 in Sachsen-Anhalt" heraus (Landesregierung Sachsen-Anhalt, 2020a, März 17). Damit trat für die stationäre Langzeitpflege ein eingeschränktes Besuchsverbot (Bewohner:innen durften nur eine Person pro Tag für je eine Stunde empfangen, ausgenommen Kinder unter 16 Jahren und Personen mit Atemwegserkrankungen) in Kraft, das aber am 27. März in ein generelles Besuchsverbot umgewandelt wurde (Landesregierung Sachsen-Anhalt, 2020b, April 02). Bei Vorliegen eines besonders berechtigten Interesses wie zum Beispiel der Palliativversorgung als ethisch sozialer Grund, konnten die Einrichtungen Ausnahmen zulassen. Dieses generelle Besuchsverbot wurde am 11. Mai 2020 aufgehoben und durch die „Empfehlungen zur Umsetzung der Besuchsregelung in stationären Altenhilfe- und Pflegeeinrichtungen im Land Sachsen-Anhalt" (Ministerium für Arbeit, Soziales und Integration Sachsen-Anhalt, 2020, Mai 08) ersetzt. Die Besuchsregeln richteten sich nach „der vom RKI benannten grundsätzlich einzuhaltenden Hygienemaßnahmen sowie unter Beachtung des einrichtungsinternen Pandemieplanes" (Ministerium für Arbeit, Soziales und Integration Sachsen-Anhalt, 2020, Mai 08, S. 1). Zu dieser Zeit gab es noch keine angeordnete Teststrategie, sondern Abstands- und Hygieneregeln, das Tragen von Mund-Nasenschutz und die Kontaktnachverfolgung waren die zentralen Maßnahmen. Die Bewohner:innen durften „einmal am Tag von einer Person für eine Stunde Besuch empfangen" (Landesregierung Sachsen-Anhalt, 2020c, Mai 02, S. 10). Die Sicherstellung, dass die geltenden Regeln eingehalten werden oblag der Einrichtungsleitung, d. h. diese trugen die Verantwortung für die Umsetzung und Einhaltung der Abstandsregeln, Hygienemaßnahmen und Kontaktnachverfolgung. Die Verordnungen bezüglich des Besuchs von Angehörigen waren sehr detailliert. Bei gutem Wetter sollte der Kontakt zwischen Bewohner:innen und Besucher:innen möglichst draußen stattfinden, bei schlechtem Wetter in speziellen Besucherräumen im Pflegeheim und auf den Zimmern nur, wenn der Gesundheitszustand von Bewohner:innen keinen anderen Ort zuließ. Damit waren nach gut zwei Monaten eingeschränkte Besuche im Pflegeheim wieder möglich, aber verbunden mit einem enormen (Mehr-)Arbeitsaufwand für die Mitarbeiter:innen.

Während zu Beginn der Pandemie die Verordnungen im wöchentlichen Rhythmus in Sachsen-Anhalt veröffentlicht wurden, verlängerte sich mit der Abnahme der Inzidenzwerte im Sommer 2020 auch die Dauer der Verordnungen, z. B. hatte die 7. Verordnung Gültigkeit vom 2. Juli bis zum 16. September 2020 (Landesregierung Sachsen-Anhalt, 2020d, Juni 30). Jedoch änderte sich an den grundsätzlichen Besuchsregeln für die stationäre Langzeitpflege nur wenig. In der 9. Verordnung wurde die Testpflicht eingeführt (Landesregierung Sachsen-Anhalt, 2020e, Dezember 15). So sieht die Verordnung vor, dass Mitarbeitende in der stationären Langzeitpflege mindestens zweimal pro Woche vor Dienstantritt getestet werden sollen. Die Besuchsregeln schließen nun auch eine Testpflicht für Besucher:innen ein, die von den Einrichtungsleitungen sichergestellt werden muss (ebd.). Sukzessive weitete sich damit der Tätigkeitsbereich der Einrichtungsleitungen und der Mitarbeitenden aus. Während die 1. Verordnung insgesamt drei Seiten umfasste, war die 10. Verordnung (Landesregierung Sachsen-Anhalt, 2021a, März 07) auf 28 Seiten angewachsen.

Die Vorschriften für Pflegeheime änderten sich wieder mit der 12. Verordnung (Landesregierung Sachsen-Anhalt, 2021b, Mai 07). Diese sieht eine Veränderung im Besuchsrecht vor: „Jeder Bewohner einer Einrichtung [...] darf zeitgleich von höchstens fünf Personen aus höchstens zwei Hausständen Besuch erhalten. Der Zutritt darf nur nach einer Testung im Sinne des § 1 Abs. 3 mit negativem Testergebnis gewährt werden“ (Landesregierung Sachsen-Anhalt, 2021b, Mai 07, S. 18). Die Einrichtungen müssen die Testungen durchführen und weiterhin Besucher:innen einen medizinischen Mund-Nasenschutz zur Verfügung stellen. Die Verantwortung für die Durchführung aller vorgeschriebenen Maßnahmen liegt bei der Einrichtungsleitung in Abstimmung mit dem jeweiligen Träger, dem zuständigen Gesundheitsamt und der Heimaufsicht. Zusätzlich sollen die Empfehlungen des RKI und Paul-Ehrlich-Instituts im Pandemieplan berücksichtigt werden. Die Einrichtungsleitungen tragen somit eine hohe Verantwortung gegenüber allen Mitarbeitenden, den Bewohner:innen und den Besucher:innen bei ohnehin schon knappen personellen Ressourcen vor der Pandemie.

3 Methodisches Vorgehen

Die Studie beruht auf dem qualitativen Methodenansatz der Grounded Theory (Charmaz, 2006; Corbin & Strauss, 2008), um soziale Phänomene von Beziehungen in unterschiedlichen Dimensionen in der stationären Langzeitpflege während der Covid-19 Pandemie zu explorieren. Dafür wurde ein Leitfaden mit Erzählstimulus und offenen Fragen erstellt. Die Interviews mit Mitarbeitenden in Pflegeheimen Sachsen-Anhalts wurden aufgrund der einzuhaltenden Hygienemaßnahmen im Zeitraum von November 2020 bis März 2021 („CoronaCare“ = neun Teilnehmer:innen) jeweils einmalig telefonisch durchgeführt. Die Interviews der HEICO-Studie (sechs Teilnehmer:innen) im Juli/August 2020 wurden auch jeweils einmalig telefonisch durchgeführt. Fragen der HEICO-Studie, die sich auch auf die Dimensionen der sozialen Beziehungen bezogen, wurden in den Leitfaden der „CoronaCare“-Studie übernommen, sodass eine gemeinsame Analyse möglich war.

3.1 Durchführung der Interviews

Die Interviewteilnehmenden arbeiteten in Pflegeheimen in Sachsen-Anhalt und wurden anhand vorhandener Kontakte, Emailanschreiben und vor allem durch persönliche Ansprache gefunden und anhand von offiziellen Internetauftritten kontaktiert. Bei Interessensbekundungen bekamen Interessierte die Studieninformation elektronisch zugesandt und wenn sie einer Teilnahme zusagten, wurde die Einwilligungserklärung verschickt (positives Ethikvotum der Ethikkommission der Hochschule Brandenburg E-01-20200605 in Absprache mit der Treuhandstelle der Medizinischen Fakultät Magdeburg). Danach erfolgten die Terminabsprachen für das Interview. Im Durchschnitt dauerten die Interviews 40 min (Bereich von 20 bis 60 min).

3.2 Stichprobenbeschreibung „CoronaCare" (Teilprojekt Pflegeheim)

Für diesen Artikel wurden neun Interviews mit Mitarbeitenden der stationären Langzeitpflege analysiert. Die Interviewteilnehmenden, fünf Frauen und vier Männer, waren zum Zeitpunkt der Befragung zwischen 32 Jahre und 65 Jahre alt. Vier Heimleitungen (HL), eine Leitung für Betreuungskräfte (LBK) und zwei Pflegedienstleitungen (PDL) nahmen an der Studie teil. Die Zugehörigkeit im Unternehmen lag zwischen sechs Monaten und 43 Jahren. Die Teilnehmenden sind zum größten Teil ausgebildete Altenpfleger:innen bzw. Gesundheits-und Krankenpfleger:innen, drei Personen sind im ersten Berufsweg außerhalb dieser Professionen verortet und nach einem beruflichen Quereinstieg in der Pflege tätig. Die Größe der Pflegeeinrichtungen wird durch die Anzahl der Pflegeplätze ausgewiesen: fünf Einrichtungen halten zwischen 50 bis 100 Pflegeplätzen und zwei Einrichtungen zwischen 100 bis 150 Pflegeplätzen vor.

3.3 Stichprobenbeschreibung HEICO-Studie

In der HEICO-Studie wurden sechs Interviews mit Pflegekräften in Leitungsfunktionen durchgeführt, Einrichtungsleitung (EL), Pflegedienstleitung (PDL) und Wohnbereichsleitung (WBL). Die Teilnehmer:innen waren alle weiblich, haben Ausbildungen in der Altenpflege oder Gesundheits- und Krankenpflege absolviert und sind zum Zeitpunkt des Interviews 38 bis 62 Jahre alt. Die Arbeit und somit Erfahrung im Pflegebereich lag zwischen sechs und 40 Jahren, die Mehrheit hatte mehr als 20 Jahre Erfahrung in der Pflege. Die Heime hatten unterschiedliche Größen: 100 bis 150 Pflegeplätze (drei), 50 bis 100 Pflegeplätze (zwei) und eines unter 50 Pflegeplätze. Die Interviewdauer betrug im Durchschnitt 34 min (Bereich von 20 bis 46 min). Die Rekrutierung und Interviewdurchführung entsprach den oben beschriebenen Abläufen der „CoronaCare"-Studie (Positives Ethikvotum der Ethik-Kommission des Universitätsklinikums Halle als Hauptstudienzentrum Nr. 2019-006 in Absprache mit der Treuhandstelle der Medizinischen Fakultät Magdeburg).

3.4 Datenauswertung

Die Audio Dateien aller Interviews wurden transkribiert und pseudonymisiert. Zur Auswertungsunterstützung wurde das Programm MAXQDA verwendet. Der erste Schritt war das offene Kodieren aller Interviews, wobei schnell unterschiedliche Kategorien und Unterkategorien gebildet werden konnten (Corbin & Strauss, 2008). Ein zentrales Phänomen war die Verantwortungserweiterung und der damit einhergehenden erhöhten Arbeitslast der Einrichtungsleitenden während der Covid-19 Pandemie, die im direkten Zusammenhang mit den Eindämmungsverordnungen im Bundesland Sachsen-Anhalt standen. Daraus ließen sich die Unterkategorien: Umgang mit Unsicherheiten, Pläne für Ausbruchsgeschehen,

Besuchsmanagement, Gewöhnungseffekte im Pflegealltag und Zusammenarbeit im Team konkretisieren.

4 Ergebnisse

Im folgenden Abschnitt stellen wir mithilfe zentraler Zitate die Herausforderungen im Umgang mit den Grenzen des Machbaren in einem aufgrund des Virusgeschehens veränderten Pflegeheimalltag dar. Es wurde ersichtlich, dass die Verantwortung der Einrichtungsleitungen durch die Covid-19 Pandemie und den daraus resultierenden Verordnungen zur Eindämmung des Infektionsgeschehens während des ersten Jahres in einem großen Ausmaß wuchs. Die Einrichtungsleitungen waren für die Erstellung der Pandemiepläne zuständig. In Absprache mit den Gesundheitsämtern, der Heimaufsicht und unter Berücksichtigung der geltenden Verordnungen musste die Umsetzung erfolgen. Diese Verantwortungs(-last) wirkte sich auch auf alle sozialen Beziehungen mit den Mitarbeitenden des Pflegeheims und den Akteur:innen (Ehrenamtliche, Angehörige, Kosmetiker:innen, Friseur:innen, Therapeut:innen, Ärzt:innen) außerhalb des Pflegeheims aus, da die Zusammenarbeit neu und anders erfolgen musste.

4.1 Umgang mit Unsicherheiten im Alltag der Pflegeeinrichtung

Die Ergebnisse der Interviews deuten vielfach auf eine große Unsicherheit durch die unbekannte Situation hin und es wurde klar, *„dass […], dieses Normale, wie es die ganzen Jahre immer war, gibt es seit Corona nicht mehr.“* (14_PDL_CC). Das Unbekannte und seine Auswirkungen führten zuerst zum Einsatz von Schutzfunktionen, d. h. im konkreten Fall der stationären Langzeitpflege, sollten die Bewohner:innen durch zielgerichtete Maßnahmen vor einer Covid-19 Infektion geschützt werden. Zu Beginn der Pandemie im März 2020 war jedoch unklar, welche Maßnahmen den besten Schutz boten. Zum Beispiel konnten die Hygienemaßnahmen, die von anderen infektiösen Ausbrüchen wie MRSA, Norovirus etc. bekannt waren, nicht präventiv auf Covid-19 Infektionen übertragen werden, wie diese Einrichtungsleitung erzählt:

> „Und dann gab es ja Verordnungen über Verordnungen und Telefonkonferenzen mit den Gesundheitsämtern und Krisenstab bilden und Pandemieplan entwickeln. Und das hatten wir in dieser Form wie bei Norovirus oder MRSA nicht, da kennt ja jeder

> seinen Griff, seinen Weg, Isolation, Zimmerservice, schmale Kost, Diät etc. Das ist ja üblich und Norovirus haben wir ja auch ein-, zweimal in den letzten Jahren hier im Haus gehabt. [...] Aber diese Coronageschichte hat auch alle sehr verunsichert. Wir waren, zumindest ich war in der Zeit sehr rigoros und sehr streng. [...] Weil ich einfach nicht wollte, dass irgendetwas passiert. [...] Habe aber hier die Verantwortung für die 150 Bewohner, 90 Mitarbeiter. Insofern sind wir bis einschließlich heute recht rigoros, recht streng.“ (EL_01_HEICO).

Während die Maßnahmen bei Norovirus oder MRSA eher einfach und routiniert erschienen da sie bekannt waren und Verhaltensregeln existierten, die Bewohner:innen entsprechende Symptomatiken zeigten und der Übertragungsweg im Vergleich zu Covid-19 gut eingeschränkt werden konnte, war dies bei der Übertragung von Covid-19 viel unklarer, da die Symptome nicht sofort ersichtlich waren und die Krankheitsverläufe sehr unterschiedlich sein konnten. Daher wurde die Covid-19 Pandemie als sehr bedrohlich und schwer beherrschbar wahrgenommen. Zum einen war unklar, wie sich das Virus ausbreitet und zum anderen, was dem entgegengesetzt werden konnte. Daher reagierten die Einrichtungsleitenden so strikt wie möglich und, die Hygiene Maßnahmen hatten zu Beginn eine höhere Wertigkeit als die Dimension des Sozialen.

4.2 Pläne für ein Ausbruchsgeschehen

Bei der Erstellung von Ausbruchsplänen standen bauliche Gegebenheiten, die eine Isolierung bei einem Ausbruch erschweren konnten, im Vordergrund. Pflegeheime mit getrennten Wohnbereichen und Einzelzimmern konnten eine Kohortierung, also die Isolierung von Bewohner:innen mit einer Covid-19-Infektion, bei einem Ausbruch besser durchführen als solche mit eingeschränkteren Raummöglichkeiten (z. B. ein mehrstöckiges Gebäude mit Stationen die durch einen Aufzug verbunden sind). Im Falle einer nötigen Kohortierung waren auch die Mitarbeiter:innen zu berücksichtigen, die ebenso wie die Bewohner:innen unter Quarantäne stehen würden. Gleichzeitig musste die Versorgung der nichtinfizierten Bewohner:innen sicher gestellt werden. Dies alles erforderte eine umfassende Planung wie diese Einrichtungsleitung berichtet:

> „Also, wir haben ein Ausbruchskonzept erstellt, wo genau drinsteht, was passiert, wenn wir einen Verdachtsfall haben. Was passiert, wenn wir Corona-Infizierte haben? Und was passiert in dem Haus, mit den Nicht-Betroffenen? Also, wir müssen dann innerhalb des Hauses mit den Bewohnern so umziehen, dass auch die Mitarbeiter, die in einem besiedelten Bereich tätig sind, auch nur dort arbeiten kommen. Und

auch in dem Quarantänebereich [..] also die Verdachtsfälle extra wohnen in Bereichen und eben auch die Nicht-Infizierten. Zum Beispiel habe ich ein Notfalldienst erstellt […], dass ich sagen kann, wie viel Mitarbeiter brauche ich in dem Bereich, wie viel Mitarbeiter brauche ich im Nacht-und Frühdienst? Und ich muss wissen, wie viel Fachkräfte ich habe, dass muss natürlich genau abgedeckt werden mit der Heimaufsicht, weil ich muss ja eine gewisse Fachkraftquote vorhalten, um die ärztliche Versorgung zu sichern.“ (EL_02_HEICO).

Im Falle eines Covid-19 Ausbruchs konnten die baulichen Vorgaben eines Pflegeheims nicht einfach umgestellt werden, d. h. die Einrichtungsleitungen mussten sehr sorgfältig und vorausschauend bedenken, wie infizierte Bewohner:innen isoliert werden konnten. Im weiteren Verlauf des Interviews berichtete diese Teilnehmerin z. B. von den Schleusen zwischen Wohnbereichen die sie hätte aufbauen müssen, um einer Verbreitung des Virus entgegenzuwirken.

Eine weitere Berücksichtigung in den Pandemieplänen erforderten bestimmte Krankheitsbilder von Bewohner:innen z. B. mit kognitiven Einschränkungen und Demenzerkrankungen, da diese die Maßnahmen nur zum Teil oder gar nicht verstehen konnten. Das bedeutete, dass der „normale“ Tagesablauf dieser Bewohner:innen durch die Erkrankung schon eine Herausforderung darstellte und durch die Covid-19 Pandemie noch einmal schwieriger wurde. Damit trugen diese Bewohner:innen nicht nur ein erhöhtes Infektionsrisiko, sondern stellten selbst auch ein potenzielles Risiko dar, das dieser Einrichtungsleitung sehr bewusst war:

„Die Bewohner selbst, die die kognitiven Einschränkungen haben, konnten wir natürlich oder es wird auch in Zukunft sehr schwer sein sie zu isolieren. Wir haben aber, […] dadurch, dass wir alles Einzelzimmer haben, dass die Mahlzeiten dort eingenommen werden konnten. Aber gemeinsame Aktivitäten, auch in den großen Aufenthaltsbereich durchführen konnten, wo die Bewohner auch Beschäftigung fanden und auch Ansprache immer in Berücksichtigung, dass sie ihren Mundschutz getragen haben, wenn sie es dann toleriert haben. Und die Abstandswahrung eingehalten haben.“ (EL_02_HEICO).

4.3 Besuchsmanagement

Das Umsetzen von Besuchsverboten oder eingeschränkter Besuchsmöglichkeiten lag im Verantwortungsbereich der zuständigen Leitungsebene der Pflegeeinrichtungen. Diese verantwortliche Entscheidung hatte viele Konsequenzen sowohl für die Bewohner:innen als auch die Mitarbeitenden in den Wohnbereichen. Zum

Beispiel wurde während des ersten Lockdowns eine einkehrende Ruhe in den Einrichtungen wie von dieser Leitung beschrieben:

> „Ja, das war natürlich ganz schön aufregend aber die erste Zeit muss ich sagen, wo dann keiner mehr kam auch kein Besucher und das war eine schöne Zeit, man konnte viel abarbeiten was so liegen geblieben ist, weil wenig Anrufe waren und auch MDK Begutachtung nicht, keine Pflegeeinstufung in dem Sinne, wurden dann auch nur noch telefonisch (gemacht)." (EL_03_HEICO).

Andererseits hatte das Besuchsverbot auch negative Konsequenzen für das psychisch-soziale Wohlbefinden von Bewohner:innen, z. B. nahmen die Mitarbeitenden wahr, dass sie trauriger waren als vor der Pandemie, da der Kontakt mit den Angehörigen stark beeinträchtigt war wie eine Pflegedienstleitung berichtete:

> „Also die Bewohner haben nur noch die Pflegepersonen, die hier im Haus tätig sind. Die Angehörigen dürfen nicht mehr so kommen wie vorher. Dieser Kontakt ist eben alles nicht da. Und das geht auch einfach auf die Psyche der Bewohner. [...] Also sie sind eigentlich oft traurig. Weil die meisten können nicht mehr telefonieren, sind wirklich darauf angewiesen, denjenigen zu sehen, zu sprechen, ihn berühren zu können. Das ist ja eben alles jetzt nicht. [...] Gruppentherapien sind nicht möglich, sodass ganz viele Einzeltherapien stattfinden, wo die Bewohner dann wieder nur mit dieser einen Person zwar in Kontakt sind. Sie Ihr auch ein bisschen was anvertrauen, was sie im Moment beschäftigt, aber auch das reicht vielen Bewohnern nicht. Und darum sage ich im Moment geht das ganz schön an unsere Substanz auch." (PDL_01_HEICO).

Die unterschiedlichen Auswirkungen im ersten Lockdown führten zu einer Ambivalenz der Mitarbeitenden. Einerseits hatte das Besuchsverbot dazu beigetragen, dass die Wohnbereiche für einen bestimmten Zeitraum einer erhöhten Ruhe ausgesetzt waren. Insbesondere diese Ruhephase konnte für eine übersichtliche Strukturierung des Pflegealltags beitragen und diese Dynamik in den Wohnbereichen konnte etwas abflachen: *„(U)nd dadurch ist das Pflegepersonal und die Bewohner sind irgendwie enger zusammengekommen, ja."* (01_PDL_CC). Die Aktivitäten, die möglich waren, wurden in diesen Phasen auch über die Pflegetätigkeiten hinaus zusammen unternommen, bspw. Spaziergänge bei schönem Wetter. Gleichzeitig wurde diese Zeit aber auch als große Belastung beschrieben, da die Mitarbeiter:innen alleinverantwortlich für die Bewohner:innen waren. Insbesondere mussten Geburtstage und Festlichkeiten im Rahmen des Wohnbereichs in den Einrichtungen organisiert werden. Ganz wesentlich wurde dabei zum Ausdruck gebracht, dass die Mitarbeitenden in den Pflegeheimen nahe Beziehungen zu Verwandten und Bekannten rein durch körperliche Anwesenheit keinesfalls ersetzen können. *„Aber, wie gesagt, Angehörige können wir nicht ersetzen, das* *ist einfach ein großes Thema." „[...] (W)ir können zwar viel Ablenkung bieten und Unterhaltung bieten, aber die Angehörigen ersetzen wir halt nicht. Ja."* (05_LBK_CC).

Als das Besuchsverbot im Mai 2020 gelockert wurde, kamen neue Bedenken (Umsetzung und Einhaltung von Hygienemaßnahmen der Besucher:innen) und Arbeitsbelastung auf die Pflegeheime zu. Verantwortlich für die Einhaltung der Hygieneregeln waren wieder die Einrichtungsleitungen, die diese erarbeiteten und gleichzeitig auch dafür Sorge trugen, dass diese eingehalten wurden wie eine Pflegedienstleitung erzählt:

> „Die Hygienevorgaben sind sehr hoch. Also mit Desinfektion gleich, wenn man ins Haus hereinkommt, mit Nasen-Mundschutz den wir stellen müssen, mit Belehrungen nochmal. Ja, dass die Leute einfach-, dass wir angewiesen sind, dass sie uns die Wahrheit sagen. Dass sie nicht irgendwo mit jemandem Kontakt hatten oder keine Symptome haben, dafür wird unterschrieben. Die Tür ist hinter denen verschlossen. Dann diese Begleitung zu den Besuchen. Gleichzeitig dann auch wieder der Besucher, der vorher da war, dass die keinen Kontakt miteinander haben, dann einen extra Ausgang nutzen. Also die Hygienevorschriften sind anständig." (PDL_01_HEICO).

Es wird deutlich, dass Besucher:innen als potenzielle Gefahr wahrgenommen wurden, da man ihnen mit der Einräumung des Besuchsrechts vertrauen musste, verlässliche Aussagen zu ihren Kontakten und dem eigenen Befinden zu machen. Von den Besucher:innen ging nicht nur eine Gefahr für die Bewohner:innen aus sondern auch für die Mitarbeitenden, denn ein symptomloser Beginn einer Covid-19 Infektion konnte zur Gefahr aller im Pflegeheim werden. Im Herbst 2020 – in der Zeit des zweiten Lockdowns – kam es wieder zur Entscheidung für ein Besuchsverbot. Aus der Perspektive einer Pflegedienstleiterin wurde folgendes berichtet: *„Es ist natürlich ein kleines Haus, drei Etagen, ja. Da ist das alles überschaubar, ja. Aber doch, was haben meine Mitarbeiter gesagt?" „Können wir nicht das mit dem Besuchsverbot nach Weihnachten aufrechterhalten?"* (01_PDL_CC). Zu dem Zeitpunkt war unklar, wie lange der zweite Lockdown andauern und wann sich Ermüdungserscheinungen bei den Mitarbeitenden zeigen würden.

Diese Interviewausschnitte zeigen das enger werdende Verhältnis zwischen Pflegekräften und Bewohner:innen durch die Übernahme von Tätigkeiten/Beschäftigungen, die vor der Pandemie von Angehörigen, Ehrenamtlichen oder Betreuungskräften übernommen wurden. In diesem Zusammenhang wurde auch berichtet, welches Phänomen vor allem der Zeitraum der Wiedereröffnung den Bewohner:innen verdeutlicht wurde: *„Und dann kamen die Lockerungen und die Besuchszeiten und das hat große Unruhe, vor allen Dingen für die Bewohner gebracht, weil sie dann erstmal gemerkt haben, wer wie oft Besuch kriegt* *und wer gar nicht oder weniger.“* (01_PDL_CC). In diesen Situationen war die emotionale Unterstützungsleistung der Pflege- und Betreuungskräfte in den Einrichtungen von großer Bedeutung. Die neue Aufgabe wurde dann zu einem weiteren Absorber zeitlicher Ressourcen, die bereits vor der Pandemie an ihre Grenzen stieß.

4.4 Gewöhnungseffekte im Pflegealltag?

Der zweite Lockdown warf die Frage auf, inwieweit sich ein Gewöhnungseffekt durch die Erfahrungen des ersten Lockdowns im Herbst 2020 eingestellt hatte. Ein Resultat in dieser Phase der zweiten Welle in der Pandemie zeigte, dass auf Erfahrungswissen und Kompetenzen aus dem Frühjahr 2020 zurückgegriffen werden konnte. Ein Pflegedienstleiter deutete an, dass insbesondere im Frühjahr schlichtweg auf keine Vorerfahrungen im Umgang mit dem Schutzbedarf aller in einem Pflegeheim zurückgegriffen werden konnte: *„Zum Herbst hin 2020, wie gesagt wurde es ja richtig verschärft, aber bis dahin haben wir uns ja auch gut im Haus an die Situation dann angepasst gehabt. Also es kam alles ein bisschen plötzlich vorheriges Jahr im März.“* (14_PDL_CC). Die Pandemiepläne waren entwickelt, die Hygieneregeln eingeübt und das Wissen um das Virus war gewachsen. *„Ich meine, sie (die Bedrohlichkeit der Lage) ist nicht weniger geworden, aber jetzt kann man es irgendwie besser oder ich kann es besser abschalten, jetzt wenn ich Feierabend habe, ja. […] Aber irgendwie hat man sich oder ich habe mich damit arrangiert.“* (01_PDL_CC).

In der Covid-19 Pandemie sind neue Abläufe zur Routine geworden und Gewöhnungseffekte haben den Alltag in den Pflegeheimen verändert. Dies führte zu einem größeren Sicherheitsgefühl mit Beginn der zweiten Welle im Herbst 2020 trotz höherer Infektionsrate, einer höheren Infektionswahrscheinlichkeit und neuer Mutationen.

> „Also man gewöhnt sich halt-wie gesagt, Mensch ist ein Gewohnheitstier, auch an diese Situation. Und da war das Verständnis für alles das, was wir hier getan haben, vorhanden. Und die Mitarbeiter haben ja selber ein Interesse, gesund zu bleiben. Und darum war die zweite Aktion jetzt mit der zweiten Welle nicht so extrem oder man hat es nicht mehr so gespürt, dass die Mitarbeiter damit ein Problem haben. Schon ein Gewohnheitseffekt, kann man schon so sagen, ja.“ (04_HL_CC).

Die Herausforderung des zweiten Lockdowns war die zeitliche Dimension. Während der erste Lockdown ca. zwei Monate umfasste, begann der zweite Lockdown im Oktober 2020 und hielt im März 2021 zum Ende der Interviewerhebung immer noch an. Die Länge des zweiten Lockdowns wirkte sich daher stark auf die Motivation der Mitarbeitenden aus wovon die Leitung von Betreuungskräften eines Pflegeheims berichtet:

> „Also, da jeden Tag mit gutem Gefühl immer zur Arbeit zu gehen, man muss sich sehr sehr motivieren. Und diese Motivation jeden Tag aufrecht zu erhalten, also, es grenzt schon manchmal an der Schmerzgrenze, sage ich mal so. […] Also, es schlaucht einfach nur. Es macht einen müde, wenn man das so sagen kann. […] Das ist halt ein ganz großer Spagat. Und, wie gesagt, das Schlimmste ist halt, wenn es einem selbst einmal nicht so gut geht, dass man dann halt trotzdem, Maske auf, Lächeln drunter und dann geht es weiter." (05_LBK_CC).

Hier wird der Unterschied zwischen dem ersten Lockdown und dem zweiten sehr deutlich. Der erste Lockdown war von starken Unsicherheiten geprägt, da das Wissen über das Virus, die Übertragungswege und effektive Schutzmaßnahmen kaum vorhanden waren. Der erste Lockdown war zeitlich begrenzt und die Fallzahlen sanken relativ schnell. In der stationären Altenpflege wurde der erste Lockdown auch zum Teil positiv gesehen, da er eine „innere Ruhe" in die Wohnbereiche brachte. Das „gefühlte Unsicherheitspotenzial" war im zweiten Lockdown geringer, aber die innere Ruhe stellte sich nicht mehr ein. Vielmehr zeigten sich Ermüdungserscheinungen bei den Mitarbeitenden, da der zweite Lockdown viel länger andauerte und die Pflegeheime auch während der Lockerungen im Sommer 2020 von der Normalität einer „Vor-Coronazeit" weit entfernt waren.

4.5 Zusammenarbeit im Team

Der Müdigkeit im Pandemiealltag in der Pflegeeinrichtung kann gegenübergestellt werden, dass die Arbeit im Team und der gegenseitige Austausch unterstützend wirkten. In den Interviews stellten die Befragten einheitlich die Mitarbeiter:innensituation als gewachsenes Miteinander heraus, die aufgrund der Pandemiesituation gestärkt wurde und der Wahrnehmung einem Team anzugehören schärfte: *„Also das war ein gutes oder ist ein gutes Miteinander, das muss ich sagen. Ich habe auch wirklich ein gutes Team, die kaum sich da zurückgezogen haben in Krankheit oder so."* (01_PDL_CC). Eine Einschätzung von einem anderen Pflegedienstleiter betont darüber hinaus, wie sich die empfundene Zugehörigkeit in der gesamten Pflegeeinrichtung zwischen den Mitarbeitenden intensivierte:

„Das Team hat sich (ein) bisschen mehr gestärkt und auch mehr zusammengehalten. Nicht nur das Pflegeteam im Haus, sondern auch die Zusammenarbeit zwischen den einzelnen Abteilungen, das ist schon spürbar besser geworden, weil auch durch die Isolation und durch die Quarantäne war ja auch jeder betroffen, nicht nur eine Abteilung, sondern alle." (14_PDL_CC).

Die Quarantänemaßnahmen betrafen auch die Mitarbeitenden in den Pflegeeinrichtungen, d. h. wurden Mitarbeitende vor Dienstantritt positiv getestet, mussten sie in Quarantäne. Diesbezüglich betonte ein Pflegedienstleiter den Zusammenhalt, trotz eines erhöhten Krankenstandes unter den Mitarbeitenden: *„Aber ich muss schon sagen, dass auch in diesem Fall auch bei hohem Krankenstand, ich sage mal, die Zusammenarbeit im Team funktioniert hat."* (03_HL_CC). In diesem Miteinander kann ein Prozess des Wachsens als Team beobachtet werden. Ein Einrichtungsleiter berichtete, dass eine Pflegeeinrichtung auf jeden Mitarbeitenden und deren Teamverständnis angewiesen sei: *„Das ist von dem Prinzip her verbessert. Es gibt aber, auch auf Deutsch gesagt Zickenkrieg. […] Und jetzt, in der zweiten Welle, muss ich sagen, hat sich das alles ein bisschen geglättet. Wir sitzen ja alle in einem Boot. Das sagen wir auch immer wieder. Und wir können es ja nicht ändern."* (04_HL_CC). In den Einrichtungen sind die Mitarbeitenden die Hauptakteure:innen zur Aufrechterhaltung des Alltags: *„[…] ob es Betreuung oder Pflege ist, (sind) auch allen sehr dankbar dafür. Dass es wenigstens läuft und keiner aufgibt."* (05_LBK_CC).

Das Bewusstsein über den Wert der Pflegekräfte existierte und die Bedeutung der Mitarbeitenden wurde durch die Pandemie noch zentraler: *„Die muss man auch irgendwo schützen, ohne Mitarbeiter funktioniert die Pflege nicht mehr und dann kann man auch das Heim schließen, jetzt mal krass gesagt."* (05_LBK_CC). In den Einrichtungen ist ein Bewusstsein darüber entstanden die Mitarbeitenden, die sich während der Pandemie den Herausforderungen des „neuen" zu gestaltenden Alltags annehmen zu wertschätzen und deren Leistungen anzuerkennen: *„Ja, wir haben auch zwischendurch dann so zur Mitarbeitermotivation zum Beispiel einmal in der Woche Essen liefern lassen."* (01_PDL_CC). In den Interviews wurde darüber berichtet, dass Mahlzeiten zusammen zelebriert wurden bspw. Großbestellungen für Pizza aufgegeben wurden und die Überreichung von Blumensträußen eine kleine Aufmerksamkeit zeigten, um Wertschätzung sichtbar werden zu lassen und *„[…] zur Stimmungsaufhellung […]"* (01_PDL_CC) beizutragen.

Da Pflegekräfte immer noch in der überwältigenden Mehrheit Frauen sind, wurde der Begriff „Zickenkrieg" von mehreren Einrichtungsleitungen erwähnt. Die Autor:innen würden diesen Begriff so nicht verwenden, fühlen sich aber der

Methode verpflichtet: so nah wie möglich am und mit dem Material zu arbeiten (Corbin & Strauss, 2008). In den Zeiten vor Corona, wurde der Krankenstand des Personals als höher empfunden und auch das Pflegekräfte sich eher krankschreiben ließen als während der Pandemie. Es kann zurzeit über die Ursachen nur spekuliert werden, mögliche Erklärungen könnten sein: die Einmaligkeit des Erlebens dieser Situation und die daraus resultierende Unsicherheit und Angst, und die Isolierung des Pflegeheims durch den Besucherstopp, auf das Aussagen wie „wir sitzen alle in einem Boot" hindeuten.

5 Diskussion

Die Covid-19 Pandemie führte zu einer erzwungenen neuen Situation in den Einrichtungen. Zuerst war ein Prozess großer Verunsicherung zu beobachten, auf den die Pflegeheime nicht eingestellt waren. Der Schutz der Bewohner:innen vor einer Covid-19 Infektion hatte höchste Priorität (WHO, 2020, März 21) und erforderte eine große Mehrarbeit durch effiziente und umfassende Planung, die eine hohe Flexibilität aller Beteiligten einschloss. Daraus entwickelte sich ein neuer Alltag in der stationären Langzeitpflege, zum Teil geprägt von Widersprüchen. Durch den Besucherstopp schien es in den Heimen ruhiger zu werden, aber das dadurch entstandene engere Verhältnis zwischen Pflegekräften und Bewohner:innen erzeugte auch eine neue Intensität für die Pflegekräfte, da die alltägliche Betreuung nicht mehr auf mehrere Personen verteilt war. Der Erhalt der Lebensqualität von Bewohner:innen stand trotz der Corona Verordnungen (Dichter et al., 2020) im Mittelpunkt der Interviews, die geführt wurden. Die Bundesregierung veröffentlichte im Dezember 2020 eine Handreichung „Besuche sicher ermöglichen" (Westerfellhaus, 2020) in der u. a. erläutert wird, dass „Einrichtungen ihre Kräfte zielgerichteter einsetzen und gegebenenfalls auch ihre Mitarbeiterinnen und Mitarbeiter von unnötigem Aufwand besser entlasten" sollen (ebd.). Die Handreichung spricht Empfehlungen aus und verweist zur Umsetzung auf die Verordnungen der Bundesländer. Die Verordnungen des Bundeslandes Sachsen-Anhalt in Zusammenhang mit den Ergebnissen verdeutlichen, dass die erforderlichen Maßnahmen des Corona-Infektionsschutzes eine Mehrarbeit für Pflegekräfte und eine große Verantwortungserweiterung für die Einrichtungsleitungen bedeuteten. Eine Entlastung kann es nur durch mehr Personal geben, aber der Fachkräftemangel in der Pflege war vor der Corona-Pandemie schon ein bekanntes Problem.

Die Situation der Bewohner:innen und Angehörigen wurde aus der Perspektive der Einrichtungsleitungen geschildert und zeigt das Spannungsfeld, in dem sich die Pflegekräfte befinden. Zum einen wurde es durch den ersten und zweiten Lockdown ruhiger und der Kontakt mit den Bewohner:innen intensivierte sich. Andererseits wurde erkannt, dass die Mitarbeitenden aus Pflege und Betreuung die sozialen Beziehungen zwischen Bewohner:innen und Angehörigen nur zum Teil ersetzen konnten. Das bedeutet, dass selbst bei hohem Einsatz der Mitarbeitenden eine soziale Isolation von Bewohner:innen wahrscheinlich ist und sich bis zur Nahrungsverweigerung ausprägen kann: „Das Aussetzen des Kontakts zu Angehörigen kann Patienten in Ausnahmezustände mit Selbst- und Fremdgefährdung versetzen“ (Fatke et al., 2020, S. 677). Die soziale Isolierung von älteren Menschen ist in der Covid-19 Pandemie nicht genügend berücksichtigt worden (Ehni & Wahl, 2020). Dazu gehört auch, dass die Heterogenität älterer Menschen häufig nicht wahrgenommen wird (ebd.), die auch in Pflegeheimen vorhanden ist. Zur Beurteilung der Situation älterer Menschen wird oft das chronologische und funktionelle Alter herangezogen, ohne deren Ressourcen (im Falle der Bewohner:innen z. B. die Angehörigen) zu berücksichtigen (Ehni & Wahl, 2020). Individuelle Ressourcen von Bewohner:innen, die aufgrund der Pandemie nicht berücksichtigt werden, können u. U. verkümmern und im Falle von Menschen mit Demenzerkrankungen den Verlauf beschleunigen. Die Verordnungen zur Eindämmung der Covid-19 Pandemie in Sachsen-Anhalt basieren auf einer Gleichbehandlung von Pflegeheimbewohner:innen und lassen nur sehr wenig Spielraum für individuelle Bedarfe, da ältere Menschen mit Beginn der Covid-19 Pandemie einheitlich als Risikogruppe kategorisiert wurden (ebd.).

Das aufeinander angewiesen sein der Mitarbeitenden in der Pflegeeinrichtung zeigte sich durch gestärkten Zusammenhalt und gesteigertem Teambewusstsein. Dieses Bewusstsein wurde auch durch die Einrichtungsleitungen unterstützt, die sich unterschiedliche Strategien überlegten, wie sie die Motivation der Mitarbeitenden hochhalten konnten. Die Frage ist, wie war es um das Zugehörigkeitsgefühl und die Beziehungsarbeit unter den Mitarbeitenden zuvor bestellt? Obgleich Erfahrungen aus der Perspektive von leitenden Mitarbeitenden geteilt wurden, scheint es, dass „Zickenkrieg“ ein bekanntes Thema ist, jedoch pandemische Umstände dazu beigetragen haben, persönliche Befindlichkeiten unter den Mitarbeitenden einer anderen Wertigkeit unterzuordnen. Daran ansetzend sollte konkreter untersucht werden, wie es dazu kam und welchen Beitrag bspw. Anerkennungsrituale im Pflegealltag spielten, wenn diese in der Pandemie zum Einsatz kamen und positive Effekte hinsichtlich der Mitarbeiter:innenmotivation erzielten. Ganz nebenbei wurde aufgrund dieser Wertschätzungsgesten ein Teambewusstsein etabliert, das jeden in die Alltagsgestaltung mit einbezog.

6 Fazit

Die stationäre Langzeitpflege war nicht auf die Dimensionen einer Pandemie dieses Ausmaßes vorbereitet, d. h. das Lernpotenzial aus dieser Erfahrung muss in der Aus- und Weiterbildung von Pflegefachkräften und anderen Berufsgruppen (z. B. Therapeut:innen) Berücksichtigung finden. Einrichtungsleitungen benötigen eine stärkere Unterstützung, um der pandemischen Verantwortungslast gesundheitlich und langfristig standhalten zu können. Pandemiepläne für unterschiedliche Settings der stationären Langzeitpflege sollten mit den Trägern, Gesundheitsämtern und Heimaufsichten bei Berücksichtigung der regionalen und lokalen Begebenheiten entwickelt werden sowie in ad hoc Situationen sofort Einsatz finden. Hierbei müssen neben den baulichen Voraussetzungen auch die unterschiedlichen Bedarfe der Bewohner:innen einbezogen werden, wozu mehr Forschung über die bisherigen Erfahrungen nötig ist, damit Wissen nicht verloren geht. Verordnungen zur Eindämmung von Pandemien auf Bundes- und Landesebene müssen Pflegeheime verstärkt und von Beginn an berücksichtigen, um einer großen Verunsicherung bei Mitarbeitenden, Bewohner:innen und Angehörigen vorzubeugen. Es sollten zudem mehr Unterstützungsangebote für die besondere Situation von Bewohner:innen bei Besuchsregeln geschaffen werden. Weiterführende Studien sollten speziell die angesprochene bessere Teamarbeit während der Pandemie untersuchen, um nachhaltige Strategien zur Motivation/Wertschätzung von Mitarbeitenden zu entwickeln.

7 Limitationen

Diese Studie war explorativ angelegt und die Stichprobengröße lässt daher nur eingeschränkte Aussagen zu. In den Interviewdaten werden Tendenzen aus der Perspektive Mitarbeitender hinsichtlich der Bewältigung des pandemischen Alltags in Langzeitpflegeeinrichtungen sichtbar gemacht und zur Diskussion gestellt. Limitationen beziehen sich auf die Auswahl der Interviewteilnehmenden, die Interviewsituationen sowie deren Zugänglichkeit. Auf die Auswahl der Mitarbeitenden für weitere Interviews durch die Leitungskräfte konnte seitens der Interviewenden kein Einfluss genommen werden. Es kann zusätzlich nicht sichergestellt werden, dass sich weitere Personen während des Interviews mit im Raum befanden und die Interviewten daher vielleicht befangen in ihren Antworten waren. Diese Information bleibt den Interviewenden durch den Einsatz des Telefons verborgen. Dabei ist anzumerken, dass pandemiebedingt und durch sich ständig ändernde Vorgaben zur Umsetzung in den Pflegeheimen die Dringlichkeiten der Neuerungen in den Interviews mit aufgenommen wurden.

Literatur

Charmaz, K. (2006). *Constructing grounded theory. A pratical guide through qualitative analysis.* SAGE. http://www.sxf.uevora.pt/wp-content/uploads/2013/03/Charmaz_2006.pdf. Zugegriffen: 11. Juni 2021.

Corbin, J., & Strauss, A. (2008). *Basics of qualitative research. Techniques and procedures for developing grounded theory* (3. Aufl.). SAGE. https://dx.doi.org/10.4135/9781452230153.

Dichter, M., Sander, M., Seismann-Petersen, S., & Köpke, S. (2020). COVID-19: It is time to balance infection management and person-centered care to maintain mental health of people living in German nursing homes. *International psychogeriatrics, 32*(10), 1157–1160. https://doi.org/10.1017/S1041610220000897.

Ehni, H.-J., & Wahl, H.-W. (2020). Six propositions against Ageism in the COVID-19 Pandemic. *Journal of Aging & Social Policy, 32*(4–5), 515–525. https://doi.org/10.1080/08959420.2020.1770032.

Fatke, B., Hölzle, P., Frank, A., & Förstl, H. (2020). Psychische Probleme in der Pandemie. Beobachtungen während der Covid-19-Krise. *Deutsche Medizinische Wochenschrift, 145,* 675–681. https://www.thieme-connect.de/products/ejournals/pdf/10.1055/a-1147-2889.pdf.

Forschungsportal Sachsen-Anhalt. (2022). HEICO – *Pflegeheime in der Covid-19 Pandemie.* https://forschung-sachsen-anhalt.de/project/heico-pflegeheime-covid-pandemie-24800. Zugegriffen: 6. Apr. 2022.

Gaertner, B., Fuchs, J., Möhler, R., Meyer, G., & Scheidt-Nave, C. (2021). Zur Situation älterer Menschen in der Anfangsphase der COVID-19-Pandemie: Ein Scoping Review. *Journal of Health Monitoring, 6*(S4), 1–39. https://doi.org/10.25646/7856.

Heudorf, U., Müller, M., Schmehl, C., Gasteyer, S., & Steul, K. (2020). COVID-19 in long-term care facilities in Frankfurt a. M., Germany: Incidence, case reports, and lessons learned. *GMS Hygiene and Infection Control.* https://doi.org/10.3205/dgkh000361.

Hower, K., Pförtner, T.-K., & Pfaff, H. (2020). *Pflegerische Versorgung in Zeiten von Corona – Drohender Systemkollaps oder normaler Wahnsinn? Wissenschaftliche Studie zu Herausforderungen und Belastungen aus der Sichtweise von Leitungskräften.* Forschungs- und Projektbericht. Institut für Medizinsoziologie, Versorgungsforschung und Rehabilitationswissenschaft. http://kups.ub.uni-koeln.de/id/eprint/11201. Zugegriffen: 11. Juni 2021.

Landesregierung Sachsen-Anhalt. (2020a, März 17). *Verordnung über Maßnahmen zur Eindämmung der Ausbreitung des neuartigen Coronavirus SARS-CoV-2 in Sachsen-Anhalt. SARS-CoV-2-Eindämmungsverordnung – SARS-CoV-2-EindV.*

Landesregierung Sachsen-Anhalt. (2020b, April 02). *Dritte Verordnung über Maßnahmen zur Eindämmung der Ausbreitung des neuartigen Coronavirus SARS-CoV-2 in Sachsen-Anhalt. Dritte SARS-CoV-2-Eindämmungsverordnung – 3. SARS-CoV-2-EindV 2020.*

Landesregierung Sachsen-Anhalt. (2020c, Mai 02). *Fünfte Verordnung über Maßnahmen zur Eindämmung der Ausbreitung des neuartigen Coronavirus SARS-CoV-2 in Sachsen-Anhalt. Fünfte SARS-CoV-2-Eindämmungsverordnung – 5. SARS-CoV-2-EindV*.

Landesregierung Sachsen-Anhalt. (2020d, Juni 30). *Siebte Verordnung über Maßnahmen zur Eindämmung der Ausbreitung des neuartigen Coronavirus SARS-CoV-2 in Sachsen-Anhalt. Siebte SARS-CoV-2-Eindämmungsverordnung — 7. SARS-CoV-2-EindV*.

Landesregierung Sachsen-Anhalt. (2020e, Dezember 15). *Neunte Verordnung über Maßnahmen zur Eindämmung der Ausbreitung des neuartigen Coronavirus SARS-CoV-2 in Sachsen-Anhalt. Neunte SARS-CoV-2-Eindämmungsverordnung – 9. SARS-CoV-2-EindV*.

Landesregierung Sachsen-Anhalt. (2021a, März 07). *Zehnte Verordnung über Maßnahmen zur Eindämmung der Ausbreitung des neuartigen Coronavirus SARS-CoV-2 in Sachsen-Anhalt. Zehnte SARS-CoV-2-Eindämmungsverordnung – 10. SARS-CoV-2-EindV*.

Landesregierung Sachsen-Anhalt. (2021b, Mai 07). *Zwölfte Verordnung über Maßnahmen zur Eindämmung der Ausbreitung des neuartigen Coronavirus SARS-CoV-2 in Sachsen-Anhalt. Zwölfte SARS-CoV-2-Eindämmungsverordnung – 12. SARS-CoV-2-EindV*.

Ministerium für Arbeit, Soziales und Integration Sachsen-Anhalt. (2020, Mai 08). *Empfehlungen zur Umsetzung der Besuchsregelung in stationären Altenhilfe- und Pflegeeinrichtungen im Land Sachsen-Anhalt*. https://pflege.sachsen-anhalt.de/fileadmin/Bibliothek/Politik_und_Verwaltung/MS/MS/Presse_Corona/RKI_Besucherempfehlung_2020/Empfehlungen_zur_Umsetzung_der_Besuchsregelung_in_stationaeren_Altenhilfe-_und_Pflegeeinrichtungen_im_Land_Sachsen-Anhalt_-_07.05.pdf. Zugegriffen: 11. Juni 2021.

Rheindorf, J., Blöcker, J., Himmel, C., & Trost, A. (2020). Wie erleben Pflegefachpersonen die Corona-Pandemie? *Pflege, 73*(8), 50–53. https://doi.org/10.1007/s41906-020-0761-4.

Rothgang, H., Domhoff, D., Friedrich, A.-C., Heinze, F., Preuss, B., Schmidt, A., Seibert, K., Stolle, C., & Wolf-Ostermann, K. (2020a). Pflege in Zeiten von Corona: Zentrale Ergebnisse einer deutschlandweiten Querschnittsbefragung vollstationärer Pflegeheime. *Pflege, 33*(5), 265–275. https://doi.org/10.1024/1012-5302/a000760.

Rothgang, H., Müller, R., & Preuß, B. (2020b). BARMER Pflegereport 2020b. Belastungen der Pflegekräfte und ihre Folgen. BARMER Institut für Gesundheitssystemforschung. *Schriftenreihe zur Gesundheitsanalyse, 26*. https://www.socium.uni-bremen.de/uploads/News/2020b/20201201_BARMER_Pflegereport_2020.pdf. Zugegriffen: 6. Apr. 2022.

Schäufele, M., Köhler, L., Hendlmeier, I., Hoell, A., & Weyerer, S. (2013). Prävalenz von Demenzen und ärztliche Versorgung in deutschen Pflegeheimen: Eine bundesweite repräsentative Studie. *Psychiatrische Praxis, 40*(4), 200–206. https://doi.org/10.1055/s-0033-1343141.

Schweickert, B., Klingeberg, A., Haller, S., Richter, D., Schmidt, N., Abu Sin, M., & Eckmans, T. (2021). Covid-19 Ausbrüche in deutschen Alten- und Pflegeheimen. *Epidemiologisches Bulletin, 18*, 3–29. http://dx.doi.org/10.25646/8174.

Statistisches Bundesamt. (2020, Dezember 15). *4,1 Millionen Pflegebedürftige zum Jahresende 2019*. https://www.destatis.de/DE/Presse/Pressemitteilungen/2020/12/PD20_507_224.html. Zugegriffen: 11. Juni 2021.

Stolle, C., Schmidt, A., Domhoff, D., Friedrich, A. C., Heinze, F., Preuß, B., Seibert, K., Rothgang, H., & Wolf-Ostermann, K. (2020). Bedarfe der Langzeitpflege in der COVID-19-Pandemie. *Zeitschrift für Gerontologie und Geriatrie, 53*(8), 788–795. https://doi.org/10.1007/s00391-020-01801-7.

Westerfellhaus, A. (2020). *Besuche sicher ermöglichen. Besuchskonzepte in stationären Einrichtungen der Langzeitpflege während der Corona-Pandemie.* Der Bevollmächtigte der Bundesregierung für Pflege. https://www.bundesgesundheitsministerium.de/fileadmin/Dateien/3_Downloads/C/Coronavirus/Handreichung-Besuchskonzepte_4.12.20.pdf. Zugegriffen: 6. Apr. 2022.

World Health Organization (WHO). (2020, März 21). *Infection Prevention and Control guidance Long-Term Care Facilities in the context of COVID-19.* https://apps.who.int/iris/bitstream/handle/10665/331508/WHO-2019-nCoV-IPC_long_term_care-2020.1-eng.pdf?sequence=1&isAllowed=y. Zugegriffen: 6. Apr. 2022.

Wolf-Ostermann, K., Rothgang, H., Domhoff, D., Friedrich, A.-C., Heinze, F., Preuß, B., Schmidt, A., Seibert, K., & Stolle-Wahl, C. (2020). *Zur Situation der Langzeitpflege in Deutschland während der Corona-Pandemie. Ergebnisse einer Online-Befragung in Einrichtungen der (teil)stationären und ambulanten Langzeitpflege.* https://www.socium.uni-bremen.de/uploads/Ergebnisbericht_Coronabefragung_Uni-Bremen_24062020.pdf. Zugegriffen: 6. Apr. 2022.

„wer hilft mir, wenn jetzt was ist?"

Beschäftigte in Einrichtungen der Gesundheitsversorgung berichten über ihre eigene Coronaerkrankung

Gudrun Silberzahn-Jandt, Anne Thier und Christine Holmberg

1 Hintergrund

Ältere und geschwächte Menschen wurden früh in der Covid-19 Pandemie als Hochrisikogruppe für schwere und tödliche Krankheitsverläufe identifiziert (Institut für Public Health und Pflegeforschung (IPP), 2020; Wolf-Ostermann et al., 2020; Rommel et al., 2021). Ebenso wurde schnell klar, dass Einrichtungen des Gesundheitswesens, wie Krankenhäuser und Pflegeheime, für Krankheitsausbrüche hoch anfällig waren (Wolf-Ostermann et al., 2020, S. 19 ff.). In Deutschland wurden daher sehr früh Besuchs- und Kontaktsperren für Gesundheitsinstitutionen ausgesprochen (Landesregierung Baden-Württemberg, 2020, März 17).

G. Silberzahn-Jandt
Büro für kulturwissenschaftliche Forschung, Esslingen, Deutschland
E-Mail: silberzahn-jandt@t-online.de

A. Thier · C. Holmberg (✉)
Institut für Sozialmedizin und Epidemiologie, Medizinische Hochschule Brandenburg Theodor Fontane, Brandenburg an der Havel, Deutschland
E-Mail: Christine.Holmberg@mhb-fontane.de

A. Thier
E-Mail: Anne.Thier@mhb-fontane.de

C. Holmberg
Institut für Sozialmedizin und Epidemiologie, Medizinische Hochschule Brandenburg Theodor Fontane, Brandenburg an der Havel, Deutschland

H. Ohlbrecht und A. Seltrecht (Hrsg.), *Pflege: Systemrelevant – und nun?*, Gesundheit und Gesellschaft, https://doi.org/10.1007/978-3-658-39402-8_5

Pflegekräfte erhielten gerade in der ersten Phase der Pandemie mediale Aufmerksamkeit als Helden des Alltags (Hummel, 2020, März 27; Reiber et al., 2021). Pflegekräfte gehörten aber auch zu denjenigen, die früh mit dem Virus in Kontakt kamen und selbst erkrankten (Wolf-Ostermann et al., 2020, S. 18). Verschiedene Datenerhebungen der Krankenkassen über Arbeitsunfähigkeit ihrer Mitglieder zeigten auf, dass Mitarbeitende in Pflegeeinrichtungen verglichen mit Beschäftigten aus anderen Berufsgruppen und Branchen in der ersten und zweiten Welle der Pandemie überdurchschnittlich häufig an Covid-19 erkrankten (AOK, 2020, Juli 24; Barmer, 2021, Februar 15; Die Techniker, 2021; Schrappe et al., 2020). Auch hatten Einrichtungen der Altenhilfe deutlich mehr Infektionsausbrüche und Todesfälle unter den Bewohner:innen zu verzeichnen (Buda et al., 2020; Eggert & Teubner, 2021; Jacobs et al., 2020). Beides verwundert nicht, ist doch das Leben in einer Altenhilfeeinrichtung und die Arbeit dort von körperlicher Nähe und Kontakt zu vielen Menschen als Beziehungsarbeit bestimmt. Die dringend nötige Schutzausrüstung, Handschuhe, Masken, Kittel, Desinfektionsmittel fehlten überdies zu Beginn der Pandemie in der ersten Welle (Wolf-Ostermann et al., 2020, S. 22 f.) Die Empfehlungen des RKI sahen zudem vor, dass infizierte aber symptomlose Beschäftigte in einer sogenannten Pendel- oder Arbeitsquarantäne weiter der Beschäftigung nachkommen sollten (RKI, 2021, April 30). Die Fahrt von und zu dem jeweiligen Arbeitsort musste ohne Unterbrechung allein mit dem PKW durchgeführt werden. Für den Alltag bedeutete dies, dass Aufenthaltsorte ausschließlich das eigene Zuhause und das Pflegeheim oder Krankenhaus sein durften. Der Arbeitsalltag der Pflegekräfte wurde neben der alltäglichen pflegerischen Routine zusätzlich bestimmt von der Einhaltung von Schutzmaßnahmen, dem Erleben von vermehrten Todesfällen und dem Umgang mit dem Gefühl der Einsamkeit der Bewohner:innen. Dies führte zu einer zusätzlichen Belastung (Bausewein & Simon, 2021). Die Mitarbeitenden waren auch ständiger Bedrohung durch das Virus ausgesetzt und erlebten nicht nur die Pflegebedürftigen, sondern auch sich als verwundbar (Hark, 2020, April 06; Lehmeyer, 2018; Schrems, 2020; Wild, 2014). Zwar gab es genügend Anzeichen, dass Pflegekräfte in der Pandemie, auch gegenüber anderen Gesundheitsberufen, übermäßige Belastungen erfuhren (Kramer et al., 2021; Paffenholz et al., 2020; Schulze & Holmberg, 2021; Skoda et al., 2020). Allerdings sind die Studien, die bisher öffentlich zugänglich sind, selten auf Pflegekräfte fokussiert, sondern Gesundheitspersonal im Allgemeinen (Schulze & Holmberg, 2021). Pflegekräfte hatten in kürzester Zeit starke Veränderungen im Arbeitsalltag, aber auch im Privatleben hinnehmen müssen. Hinweise suggerierten, dass Pflegekräfte unter dem Gesundheitspersonal während der Pandemie ihre subjektive Gesundheit am Schlechtesten unter den Gesundheitsberufen bewerteten, ebenso gibt es Hinweise auf eine

Zunahme gesundheitsschädlichen Verhaltens wie Rauchen und Alkoholkonsum (Krammer et al., 2020).

Krankheitserfahrungen sind eine wichtige Informationsquelle, um Krankheitsgeschehen jenseits medizinischer Parameter zu begreifen. Sie geben einen Einblick in soziale und alltägliche Auswirkungen einer Krankheit, aber auch auf gesellschaftliche Vorstellungen von Krankheit und gesellschaftlichen Einfluss auf subjektives Erleben (Brünner & Gülich, 2002; Gülich & Lucius-Hoene, 2015; Holmberg, 2020; Lucius-Hoene, 2008; Marschewski, 2007; Moos, 2018). Schließlich ist es eine Datenquelle, um wissenschaftlich zu verstehen, was es bedeutet, krank zu sein und was für Betroffene dabei „auf dem Spiel steht".

Covid-19 hat viele Selbstverständlichkeiten vergangener Jahre in Deutschland auf „den Kopf gestellt". Vermeintlich plötzlich kam etwas Unbekanntes, etwas, über das (scheinbar) kein Wissen vorhanden war, ins Zentrum aller politisch-gesellschaftlichen Entscheidungen. Jede:r wurde für jede:n zum Risiko. Kulturelle Selbstverständlichkeiten im öffentlichen Raum wurden innerhalb kürzester Zeit verändert. Hände schütteln, Umarmungen, auch entferntere Begegnungen wurden als gefährlich eingestuft. Jede:r, qua seines physischen Körpers, wurde zur Gefahr. Im Dezember 2019 wurden im öffentlich-rechtlichen Fernsehen die ersten Videos aus Wuhan gezeigt. Die Verzweiflung der Ärzt:innen, ihre Hilferufe bezüglich einer, ihnen unbekannten, Lungenkrankheit. Im März 2020 wurden diese Bilder komplementiert mit Bildern aus Italien. Ebenso verzweifelte, ermattete Ärzt:innen mit Videobotschaften, Bilder von Sargreihen, bestimmten die öffentlichen und sozialen Medien. Distanzierung aber, wie von Politik und Pandemieverordnungen (Landesregierung Baden-Württemberg, 2020, März 17) vorgegeben, ist und war in vielen Berufsgruppen nicht möglich. Pflegen als Profession kann als eine an „Grundbedürfnissen hilfebedürftiger Menschen ansetzende Beziehungsarbeit angesehen werden" (Remmers, 2011, S. 28) und zeichnet sich durch enge physische und psychische Interaktionen zu der zu pflegenden Person aus. Pflegekräfte sind physisch näher an den Patient:innen oder Heimbewohner:innen als Ärzt:innen oder andere Gesundheitsfachberufe. Sie können daher als Expert:innen gelten, um die Auswirkungen der Pandemiemaßnahmen zu beschreiben.

Dabei fokussieren wir in diesem Artikel darauf, was es für die in stationären Pflegeeinrichtungen oder Krankenhäusern als Pflegekräfte oder in anderen Funktionen dort Beschäftigten bedeutete, an Covid-19 erkrankt zu sein.

2 Methodik

Nach der ersten und zweiten Welle wurden insgesamt sieben narrative Interviews mit Beschäftigen in Einrichtungen Gesundheitsversorgung in Baden-Württemberg geführt, die selber an Corona erkrankt waren und inzwischen wieder an ihren Arbeitsplatz zurückkehren konnten (Silberzahn-Jandt, 2021). Darüber hinaus wurden für die Webseite www.krankheitserfahrungen.de seit Sommer 2021 weitere narrative Interviews mit ehemals Covid-19 Erkrankten im Rahmen des Projekts DIPExCorona durchgeführt, das von der Bundeszentrale für gesundheitliche Aufklärung im Auftrag des Bundesministeriums für Gesundheit gefördert wurde (Gesch.Z.: Z2/32.30.30/21). In diesem Rahmen wurden weitere Erfahrungsberichte von Pflegekräften erhoben, die in die Analyse einfließen (n = 3). Die Interviews waren so aufbereitet, dass sie einen narrativen Impuls setzen zu Beginn, dann aber von den Interviewpartner:innen weitgehend gestaltet wurden. Was bedeutungsvoll erschien, welchem Thema die Befragten mehr Aufmerksamkeit und Ausführlichkeit schenkten, lag bei den Interviewpartner:innen selbst. Nachfragen wurden bewusst bei den Interviews der ersten und zweiten Welle nur sehr zurückhaltend durchgeführt. In den Interviews, die wir seit Sommer 2021 führten, wurde das narrative Interview durch einen Interviewleitfaden ergänzt, der auf dem nunmehr gesammelten Wissen beruhte und im zweiten Teil des Interviews Anwendung fand.

Das Datenmaterial wurde von Gudrun Silberzahn-Jandt und Christine Holmberg gesichtet und in gemeinsamen Datensitzungen analysiert. Dabei wurde jedes Interview als ein „Fall" analysiert. Im ersten Schritt wurden alle Textsegmente induktiv thematisch codiert, im zweiten Schritt wurde pro Fall die wichtigsten Themen der Person verschlagwortet und in der Zusammenschau aller Fälle dann in Elemente gefasst, die die Dimensionen der Krankheitserfahrungen von Pflegekräfte und anderen in diesen Pflegeinstitutionen Beschäftigten mit Covid-19 darstellten. Dabei wurde in den gemeinsamen Analysengesprächen das Datenmaterial kontrastiert mit anderen Erkrankungserfahrungen sowie die Besonderheiten, die durch die Tätigkeit als Pflegekraft, die Erfahrungen prägten, herausgearbeitet. Diese Elemente werden im Folgenden dargestellt.

3 Krank sein

Alle der Befragten waren weiblich, einer männlich. Drei davon haben in einem Krankenhaus gearbeitet, drei in Pflege- und Altenheimen, eine in einem Hospiz. Keine der Interviewpartnerinnen war auf einer Station tätig, die ausschließlich

Covid-19 Patient:innen versorgt. Die Interviewpartner:innen waren im Alter von 27 bis 62. Drei waren verheiratet und zwei hatten Kleinkinder, die zu Hause lebten. Alle, bis auf drei, kamen aus dem Süden Deutschlands, welche zu Beginn der Pandemie deutlich mehr Fälle zu verzeichnen hatte (RKI, 2020, März 19). Die Dimensionen, welche als bedeutungsvoll in den Krankheitserzählungen der Interviewpartner:innen, herausgearbeitet wurden, waren: Ansteckung/Infektion, Quarantäne- mit den Elementen auf sich allein gestellt sein und Familienmanagement. Die Erzählungen waren geprägt vom Erleben unbekannter körperlicher Sensationen, einer spezifischen Temporalität des Covid-19 Infektionsverlaufs und Angsterfahrungen.

4 Dimensionen der Krankheitserzählungen: Ansteckung/Infektion

Die Elemente, die die Dimension Ansteckung und Infektion bestimmten, waren im Spannungsverhältnis von herkömmlichen subjektiven Krankheitstheorien (Benyamini, 2012; Faltermaier, 2020; Jansen et al., 2013), wie der Krankheitsursache, hier also von wem man angesteckt wurde, bis hin zur Sorge, eigene Familienmitglieder anzustecken, bestimmt. Dies konnte auch als übergreifende Erfahrungsdimension oder Oberkategorie für alle anderen Dimensionen gelten. Die Erzählungen waren von Versuchen der Distanzierung unter Alltagsbeziehungen geprägt. Distanzierungsmaßnahmen warenzwangsläufig andere als die Interviewpartner:innen von ihren Arbeitsstätten her kannten. Die Notwendigkeit des Alleinseins in einer unbekannten Situation, die in den Erzählungen geprägt warvon der medialen Aufbereitung der Krankheitserfahrungen und der Temporalität von – jederzeit möglichen – Verschlechterung bisher unbekannter körperlicher Signale, warbelastend. Es war – so kann man die Erzählungen vielleicht zusammenfassen – im Grunde unmöglich.

Das Personal im Krankenhaus und in Pflegeheimen war sich mit Beginn der Pandemie bewusst, durch den Kontakt mit Patient:innen und Bewohner:innen und den vielen anderen Beschäftigten trotz üblicher und ständig angepasster Hygienemaßnahmen mehr gefährdet zu sein, als andere. Die Maxime Kontakte zu reduzieren und körperliche Nähe zu vermeiden, war nur in Ansätzen möglich, beispielsweise indem manche Personengruppen von der jeweiligen Institution gänzlich fern gehalten wurden, wie Besucher:innen oder weitere Therapeut:innen (Landesregierung Baden-Württemberg, 2020, März 17; Schrappe et al., 2020). Die Interviewpartner:innen, die sehr früh während der ersten Welle, im März und April 2020 an Covid-19 erkrankten, berichteten jedoch nicht von vermehrter

Angst oder Sorge vor einer Infektion. Das Infektionsrisiko aufgrund des Umgangs mit Viren und der Vielfalt an Bakterien und Resistenzen in einem Krankenhaus oder einer Pflegeeinrichtung erschien für sie als Teil der beruflichen Normalität. Die Verwendung von Schutzmaterialien und die Einschätzung des Risikos sowie die Anpassung an neue Erkenntnisse war professioneller Alltag. Insofern zeigten sie sich wenig überrascht oder gar erschrocken, sich selber infiziert zu haben. Das Gegenüber galt sowohl als möglicher Infizierter und einer, von dem Gefahr ausgeht als auch als ein vor einer Infektion zu schützender und daher als vulnerabler Mensch. Angelika F., Krankenschwester in Bayern, formulierte:

> „Ich kann nicht sagen, dass ich Sorge hatte. Mir war schon bewusst, dass wir wahrscheinlich, die direkt so am Patienten arbeiten direkt so in Kontakt kommen zum Patienten, wo wir es nicht wissen oder wo auch noch nicht abgestrichen worden ist [uns anstecken können]." (Angelika F.)

Fragen nach der Infektionsquelle stellten sich für diese sehr früh Erkrankten erst nachrangig. So spielte dies bei Sven S.s Geschichte keine Rolle, erst auf Nachfragen formulierte er Hypothesen und ordnete die Ansteckung in den zeitlichen Kontext der Erkrankung ein:

> „Ich kann es Ihnen nicht sagen, wo ich mich angesteckt haben könnte. Ich hab' mich am Donnerstag [12. März 2020, d.V.] noch mit ein paar Leuten getroffen aber, von der Inkubationszeit her war das, muss ich das vorher schon gehabt haben. Die waren interessanterweise auch alle, viele davon positiv, sind dann auch alle in Quarantäne gegangen, aber ob ich es von denen hatte, die von mir oder ob das parallel lief, weiß ich nicht. Ich weiß, ich war in öffentlichen Verkehrsmitteln unterwegs, (…) keine Ahnung hab' ich es da irgendwo aufgenommen." (Sven S.)

So wie gerade berichtet, waren bei ihm und auch bei Angelika F. und Annerose B. gleichzeitig auch andere Kolleg:innen durch PCR Test als Covid positiv identifiziert oder auch erkrankt. Angelika F. erwähnte zwei Ärzt:innen aus ihrer Abteilung, Annerose B. mehrere Kolleg:innen sowie Bewohner:innen in ihrem Pflegeheim. Sie wies darauf hin, dass nach einem ersten Infektionsfall weitere Erkrankungen um Ostern 2020, Mitte April, durch eine behördlich angeordnete PCR-Testung aller dort betreuten und dort angestellten Personen erkannt worden waren und sie selbst als positiv getestet wurde. Für andere, die in der Frühphase der Pandemie erkrankten, war die exakte Darstellung des Infektionszeitpunkts dominierend.

> „Also, ich hab' am 22.4.[2020] Dienst gehabt (...) nach einer längeren Freiphase eigentlich – und hab' an dem Tag ein Ehepaar aufgenommen und war eigentlich, kann man fast sagen sieben Stunden in dem Zimmer, bei der Aufnahme mit den beiden – kann man fast sagen – allerdings mit Abstand – die sind negativ getestet vom Krankenhaus quasi aufgenommen worden. Und – das war der einzige Tag in der Woche, an dem ich gearbeitet habe und am Samstag 25. 4. war ich noch putzmunter, hab' am Mittag, war noch meine Tochter zu Besuch, die schwanger ist – und am Abend ging das los mit Frieren und Schüttelfrost und am Sonntagmorgen bin ich dann mit 38,8 Grad Fieber aufgewacht." (Magda M.)

Mit dem Hinweis auf den eingehaltenen Abstand, dem an späterer Stelle erwähnten Tragen der Schutzkleidung und die negativen Testergebnisse des Ehepaars, beschrieb Magda M. das eigene professionelle Verhalten und die strukturellen Voraussetzungen, unter denen die Aufnahme geschah. Ihr Arbeitgeber reagierte bei ihrer Krankmeldung sofort, veranlasste einen erneuten PCR-Test bei dem im Hospiz aufgenommenen Mann und forderte Magda M. auf, sich ebenfalls in einer Fieberambulanz testen zulassen. In ihrer Geschichte betonte sie das doch wenige Tage später nun positive Testergebnis des Mannes und transportierte damit die Botschaft, dass selbst die Einhaltung aller zu dieser Zeit möglichen vorgeschriebenen Maßnahmen keinen kompletten Schutz vor diesem noch unbekannten Virus bieten konnten. Gegen das Unbekannte war mit bekannten und bisher üblichen Maßnahmen kaum zu begegnen.

Die Dynamik der Pandemie manifestierte sich nicht allein in der Zunahme der Infektionen und Krankheitsfällen, den Todesfällen, insbesondere von Hochaltrigen in der Häuslichkeit und in den Pflegeheimen, sondern parallel dazu auch in den Verordnungen und Instrumenten zum Schutz davor (Drupp et al., 2021; Gleich et al., 2021; Kohl et al., 2021; Rheindorf et al., 2020). Dies veränderte auch die Erwartungen und Forderungen des Arbeitgebers an die Mitarbeiter:innen und umgekehrt. Von Arbeitgeberseite bedeutete dies, dass strenge Hygiene- und Abstandsgebote erlassen wurden. Mitarbeitende sahen den Träger der Pflegeeinrichtung in der Pflicht den Kontakt zu den Gesundheitsämtern und Aufsichtsbehörden partnerschaftlich zu gestalten, genügend Material vorzuhalten und sie und ihre Kolleg:innen als die wichtigste Ressource in diesem System zu schützen und bei Überlastung und Personalmangel Hilfskräfte zu generieren (Ministerium für Soziales, Gesundheit und Integration Baden-Württemberg, 2020, April 03). Magda M., Krankenschwester in Baden-Württemberg, begann ihre Erzählung ihrer Erkrankung direkt mit der Szene, in der sie sich infiziert haben musste.

Im Juni 2020 wurde eine Covid-19 Infektion für Pflegekräfte als Berufskrankheit anerkannt (BGW, 2020, Juni 09; Deutsche Gesetzliche Unfallversicherung,

2020, Juni 04). Zudem waren in der zweiten Welle Besuchsregelungen und Schnelltestkonzepte vielerorts schon installiert und Erfahrungen aus der Pandemie, wie Kohortenisolation oder Quarantäneregelungen (RKI, 2020, Mai 02) gewonnen. Klara Z. erzählte:

> „Ich bin Gesundheits- und Kinderkrankenpflegerin und ich habe am 9. und 10. Dezember aushilfsweise auf einer anderen somatischen Station ausgeholfen, das war die Neurologie. Und es gab zu diesem Zeitpunkt auch auf der Neurologie Patienten mit COVID-19 mit bestätigtem COVID-19-PCR-Abstrich, die isoliert waren und die ich nicht versorgt habe. Ich hatte aber sehr engen Kontakt zu eben allen anderen Patienten die aufgrund ihrer ja Erkrankung oder auch ihres Alters keinen Mundnasenschutz tragen konnten, wo ich auch ne Mundpflege durchgeführt habe, wo ich Essen angereicht habe, das heißt, ich habe zu jedem Zeitpunkt kontinuierlich eine FFP-2 Maske getragen, hatte aber eben diesen engen Patientenkontakt, geschlossene kleine Räumeund habe dort zwei Tage im Frühdienst gearbeitet. Diese Patienten wurden alle immer auch regulär abgestrichenauf COVID-19 und ich habe da an einem Mittwoch und Donnerstag gearbeitet und am Freitag hab ich dann den Anruf von der Krankenhaushygiene bekommen, dass ich Patienten versorgt habe, die jetzt dann just einen ja positiven PCR-Test hatten. Ich bin aber nicht als direkter Kontakt dann eingestuft worden, weil ich ja zu jedem Zeitpunkt eine FFP-2-Maske getragen habe." (Klara Z.)

Klara Z. beschrieb die Arbeit als eine, bei der zwar mittels Maßnahmen wie Testung, Isolation und Schutzmaterial versucht wurde, das Risiko zu minimieren aber dass dies nur bedingt möglich war. Denn die Enge der Räume, die personell angespannte Situation und vor allem die durch Nähe und Berührung sich kennzeichnende Pflegetätigkeit an sich stellten gerade in der Pandemie eine stetige, schwer einzuschätzende Gefährdung dar. Die Unsicherheit und Verwundbarkeit wurde zum Teil des Pflegealltags. Ihr wurde mir Regularien begegnet, die durch messbare und beschreibbare Parameter Klarheit suggerierten. Klara Z. erlebte eine mehrfache Missachtung ihrer eigenen Verletzlichkeit. Dies geschah durch die aktuelle RKI-Definition, wer als Kontaktperson zu gelten habe, wodurch sie durch das Tragen der Maske als mögliche Kontaktperson exkludiert wurde. In noch stärkerem Maße wurde ihre Verletzlichkeit durch die Aushilfssituation missachtet. Sie sah sich dadurch in eine gefährliche Lage gebracht und erklärte:

> „Und da hab' ich mich auch nicht mehr gut geschützt gefühlt. Und da ist auch einfach wirklich das Arbeitspensum so hoch und das Personal so so dünn, dass ich wirklich gedacht habe, hoffentlich passiert mir hier nichts. Da hab' ich mich nicht gut, ja geschützt gefühlt. Und gleichzeitig hab' ich aber einfach gedacht, ich fühle mich verantwortlich, das gehört auch so zu meinem Berufsethos dazu, ich habe gedacht, das ist jetzt eine Krise und ich möchte natürlich aber auch für Patienten da sein, ich möchte mich nicht einfach aus dieser Verantwortung äh winden. [...] Also das ist die ganze

> Zeit so ein Spagat gewesen. Ich muss aber wirklich sagen, dass auf dieser Station wo ich mich dann also auch infiziert habe, dass ich dort nicht gut ähm geschützt wurde. Ähm das fängt schon dabei an, dass irgendwie ich weiß nicht, drei Leute im Frühdienst dort tätig sind und die sind einfach dann wirklich mal für 30 Patienten zuständig und von diesen 30 Patienten sind vielleicht drei selbstständig. Und ähm ja das sind so Aspekte ähm wo ich jetzt im Nachhinein denke, also hätte ich das alles gewusst, dann wäre ich vermutlich auch nicht auf diese Station gegangen um dort auszuhelfen." (Klara Z.)

Die Sorge für andere war ein zentrales Element ihres Berufsethos. Gleichwohl gehörte für sie als Arbeitnehmerin, dass der Arbeitgeber und für diesen stellvertretend die Leitungspersonen sich ihr gegenüber als professionell Sorgende fürsorglich und verantwortungsvoll verhielten. Denn auf Fürsorge, so ihre Aussage, waren alle angewiesen, sie in gleicher Weise, wie die Patient:innen (Conradi & Vosman, 2016; Nussbaum, 2002).

Die Situation der Infektion setzte Lale U. in ihrer Erzählung zentral nach der Begrüßung an erster Stelle:

> „Das hat ja so angefangen, bei uns hat ja im Geschäft [Begriff für Arbeitsplatz, d. V.], dass Corona sich ausgebreitet hat, sag' ich mal. Das war ja ein Schock für uns alle, dass wir auf einmal im Haus Corona haben. Und, wir haben das alles ja dann gemanagt, aber, ich war dann auf einem anderen Bereich, und da hat die Bewohnerin mich angehustet, wo ich dann dachte ‚Irgendwie hört sich dieses Husten anders an.' Dann hab' ich sie daraufhin getestet gehabt und sie war dann positiv und da hat dann eigentlich schon meine Angst schon begonnen. ‚Oh Gott' eigentlich könnte ich es jetzt auch bekommen, weil ich nur eine FFP2 -Maske anhatte. Und, ich musste dann auch gleich zum PCR Test. Das war Montag [8. Februar 2021, d.V.], wo das glaub ich geschehen ist, und am Mittwoch war ich beim PCR-Test. Und am Donnerstag bin ich ganz normal in die Arbeit und beim Schnelltest war ich schon positiv. Und dann stand ich wirklich da und war in dem Moment geschockt. Obwohl ich es irgendwie geahnt hatte." (Lale U.)

Sie deutete die in der Retrospektive als Ansteckungssituation identifizierte Handlung dahingehend, dass sie sich infizieren konnte, weil bekannte Schutzmaßnahmen nicht wirkungsvoll waren. Denn das Virus war nicht nur unsichtbar, sondern vielleicht gar heimtückisch und übertrug sich auf unübliche Wege. Infektionen könnten, so ihre Krankheitstheorie, trotz der inzwischen durchgeführten Reihentestungen unerkannt bleiben und somit bestand bei der Pflegearbeit stets ein Risiko. Dazu kam die Nähe als Charakteristikum von Pflegehandlungen und die weiterhin bestehende Infektionsgefahr trotz des Tragens von Masken, auch wenn es sich um FFP2 Masken handelte. Sie vertrat damit die Theorie, dass es unmöglich sei, einen 100 prozentigen Schutz herzustellen. Ihrer Leitung und dem

Träger bescheinigte sie verantwortliches und fürsorgliches Handeln gegenüber ihr als Mitarbeiterin.

5 Dimensionen der Krankheitserzählungen: Quarantäne

5.1 Auf sich allein gestellt

Unabhängig davon, ob die befragten Erkrankten allein lebten oder mit Familie und Freund:innen, nahezu alle nahmen sich in der Situation als auf sich allein gestellt und vom Gesundheitssystem nicht genügend beachtet wahr. Sie blickten mit pflegefachlichem Know-How auf sich und ihren Körper und waren damit Kranke und Pflegeperson zugleich und sahen sich in dieser Doppelrolle überfordert. Magda M. beschrieb ihre Sorge:

> „Über das Wochenende ging es dann richtig los. Also, da konnte ich eigentlich das Bett nicht verlassen und so die ersten 10 Maitage [2020, d.V.] waren eigentlich das schlimmste. Ich hab‘ am ersten Mai den Notdienst, also diesen angerufen und hab auch, weil ich so appetitlos war und ich konnte überhaupt nichts essen und ich hab‘ im Bauch so ein Rumoren gehabt also das war, sowas hab‘ ich noch nie gehabt und ähm dann auch Durchfall gehabt. Dann ging es mir einfach kreislaufmäßig und überhaupt ganz schlecht und dann hab‘ ich das erste Mal den Notdienst angerufen und der Arzt hat mich dann gefragt, ob ich Hals, ähm Atemnot hätte und Husten, dann hab‘ ich gesagt: ‚Nee‘, ‚dann also Entwarnung. ‚Trinken Sie genügend‘ und, das sei eigentlich kein Grund zur Einweisung. Ich mein, ich wollte nicht eingewiesen werden. Aber, und dann war das beendet und – falls es doch mir irgendwie nicht so gut geht, soll ich einen Krankenwagen rufen und soll sagen, ich wäre Covid positiv.“ (Magda M.)

Magda M. hätte sich einen professionellen Blick auf sich und ihren Körper gewünscht und erlebte eine Ausgrenzung wegen des positiven Befunds und ein Nichtwahrhabenwollen der Schwere ihrer Erkrankung aufgrund fehlender Atembeschwerden. Die Bauchsymptomatik und die beginnende Dehydrierung wurden, da zu dieser Zeit Covid-19 als Lungenerkrankung galt, nicht ernst genommen. Eine klinische Überwachung und Beobachtung in Einrichtungen des Gesundheitssystems wurde ihr nicht angeboten. Sie blieb mit ihrer Unsicherheit allein. Lediglich der Kontakt via Mobiltelefon zu einer Kollegin ließ sie Tag für Tag durchhalten. Als schlimmste Erfahrung bezeichnete Magda M das Gefühl, keine Hilfe zu bekommen:

> „Dass ich eigentlich eben keine Hilfe krieg, wirklich. Mir geht es schlecht, ich kann hier im Haus niemandem schreien groß, weil die dürfen ja nicht zu mir und ähm Einfach, ich hab' das Gefühl gehabt ‚Mein Gott, da sollte doch jemand draufschauen.' Ich hab' einen Tag zum Beispiel gar nicht ausgeschieden. Und da hab' ich auch Kopfweh gehabt und am nächsten Tag bin ich auf das Klo gesprungen und da denk' ich ‚da ist was mit den Nieren,' da kriegt man also schon ein komisches Gefühl. Und dann geht es einem wieder ein paar Stunden etwas besser und dann denkt man ‚Na ja, jetzt geht es wieder' aber so diese Unsicherheit, diese Angst, oder wenn man einfach, ja auch fachlich ein bisschen weiß, was sein könnte ja gell so neurologisch gesehen." (Magda M.)

Magda M. unterstrich die Dramatik dieses Erlebens durch die Formulierung „Mein Gott", eine Redewendung die sie an keiner anderen Stelle des 45-minütigen Interviews verwendete. Ähnlich von Unsicherheit und dem Gefühl auf sich allein gestellt gewesen zu sein, erschien die Passage in Angelika F.'s Erzählung, bei der auch sie mit einem Selbstgespräch einsetzte:

> „‚Oh Gott, jetzt bist Du alleine, wenn jetzt was ist, du fällst jetzt hin.' Weil zwischendrin hat mal ein Arzt angerufen, vom Gesundheitsamt und hat gefragt, wie es so geht – ob ich kollabierend wäre oder so. Da hab' ich gesagt ‚Nein.' Ich hab' es eigentlich immer geschafft mich wieder hinzulegen. Ja, man denkt schon drüber nach, wenn ich jetzt so liege und sterbe: ‚Keiner kommt rein.'" (Angelika F.)

Und Lale U. berichtete in ähnlichem Duktus:

> „ ‚Oh Gott, wie geht's mir jetzt morgen, muss ich ins Krankenhaus, muss ich nicht. Das ist jetzt der achte Tag.', weil am achten Tag ging es mir sehr schlecht. Ähm, ich hatte starke Kreislaufprobleme, wo ich kurz davor war, einen Notarzt zu rufen. Das war mitten in der Nacht. Ich dachte, jetzt muss ich jetzt meine Angehörigen wecken, muss ich Ihnen sagen, ‚jetzt muss ich wahrscheinlich ins Krankenhaus.' Also, es war schon eine sehr harte Zeit, muss ich sagen." (Lale U.)

Und Klara Z.s *„Oh Gott, ähm was mach ich denn jetzt, ich kriege keine Luft!"* (Klara Z.)

war ein deutlicher Hilferuf. Die Diagnose und Erkrankung einer Covid- Infektion erlebten die in Pflegeeinrichtungen Beschäftigten aufgrund ihrer Isolation und Barrieren, die das Gesundheitssystem als Schutz vor weiteren Infektionen vorgenommen hatte, konkret in Form von fehlender hausärztlicher Betreuung, dem Abgewiesenwerden durch den Notarzt, der Unklarheit der Aufgaben des Gesundheitsamtes, als extrem exkludierend und in Unsicherheit.

5.2 Familienmanagement

Diejenigen der Befragten, die mit ihrer Familie zusammenlebten, beschrieben als eine zentrale Aufgabe das Organisieren des Alltags mit ihren Angehörigen unter Quarantänebedingungen als große Herausforderung. Hierbei ging es um Nähe und Sicherheit, das Einhalten von Regeln oder das Anpassen an die konkrete Situation und die Bedürfnisse.

Lale U., die das obere Stockwerk im Haushalt ihrer Familie bewohnte, schilderte:

> „Also wir waren ja zu viert daheim und ich bin ja oben gewesen. Meine Mutter hat mir dann jeden Morgen das Frühstück also auf die – vor meine Tür hingestellt, das Mittagessen das Abendessen, also ich wurde von meiner Mutter verpflegt, sag ich mal, von meinem Bruder, von meinem Vater, – ich war nicht draußen, weil, wenn ich rausgegangen wäre, hätte ich ja jemanden anstecken können. Ich hatte sogar auch Angst zu duschen, weil die Dusche ist unten da, wo meine Eltern sind. Dass ich die ja auch jetzt irgendwie seh', obwohl wir uns immer abgesprochen haben, wenn ich duschen gegangen bin. Aber danach das alles zu desinfizieren, dass die das dann nicht bekommen, weil ich das dann ja anfasse, das war dann auch immer so ein Mordsaufwand, wo ich dachte, entweder duscht du jetzt gar nicht und machst so eine Pflege am Waschbecken hier oben. Aber irgendwann muss man ja auch duschen, muss ich sagen." (Lale U.)

Die gewohnte Nähe durfte nicht mehr gelebt werden. Das gemeinsame Essen als wichtiger Ort der Begegnung und des Austauschs fiel weg, auch das Erleben des Anderen durch das Wahrnehmen von Spuren der Nutzung des Bades unterblieb. Lale U. betonte hier die breite familiäre Unterstützung und fühlte sich dennoch allein. Dies begründete sie derart:

> „Wenn ich frei habe, bin ich auch unten im Wohnzimmer in der Küche, und da muss ich sagen, nicht in die Küche zu gehen, ist echt auch ein Verlust an der Lebensqualität, weil, wenn man jetzt Lust hat auf einen warmen Tee oder vom Kühlschrank sich was nehmen möchte, man kann das ja nicht einfach machen, weil meine Angehörigen ja unten waren und das fand ich halt auch schwer, dass man abhängig war. (…) Dass ich, wenn ich Hunger hatte, dass ich erst Bescheid geben muss, dass ich Hunger habe, weil, man kennt es ja nicht, man, wird, wenn man Hunger hat geht man in die Küche, und die Gemeinschaft hat gefehlt." (Lale U.)

Die Abhängigkeit von Familie und Zugehörigen erlebte Sven S. ebenfalls als sehr ambivalent. Zum einen war er dankbar und froh über Hilfe, die diese so einfach anboten, zum anderen war es für ihn fast zu viel an Nähe und Management seines

Lebens durch andere. Noch während seines Krankenhausaufenthalts musste sein Umzug organisiert werden.

> „Das blöde war, dass in dieser Zeit eigentlich noch ein Umzug reinkam, weil ich sollte eigentlich umziehen, die Wohnung wurde verkauft. Die Kündigung war da wegen Eigenbedarf. Aber, es war eigentlich alles schon angeleiert. Das war dann schon ein bisschen grass, da haben sie mich angerufen, auf der Intermediate Care und gesagt, was sollen wir hiermit machen und damit machen und willst Du deine Waschmaschine behalten, da ist eine da- wie geht man damit um. Äh also war, Familie und Freunde da und haben das für mich geregelt. Wenn DU nachhause kommst da stehen dann 40 Kartons da. (…) Und es ist ein blödes Gefühl, stellen Sie sich vor, ich seh' da hinter Ihnen so Bücher und eine Schrankwand. (bezieht sich auf das Bild der Videoschaltung) Ich und meine Freunde würden das nun einfach so zusammenräumen und Päckchen machen. Also, (Lacht), aber Sie wissen ganz genau „Hei, das sind meine Bücher und ich weiß doch ganz genau, wo steht welches Buch und was will ich damit und das eine brauch ich net. so" Und dann waren das schon alles Leute, zu denen ich Vertrauen hatte und Familie und trotzdem, wenn meine Schwester durch mein Zeugs durchkruschtelt, also ich, das ist jetzt übertrieben, denk ich mir, die wollten einfach nur helfen." (Sven S.)

An späterer Stelle verglich Sven S. diese Situation mit der eines Pflegebedürftigen alten Menschen.

> „Da macht man sich schon Gedanken, ‚wie ist denn das, wenn ich ein Pflegefall wäre, oder wie ist das dann im Alter.' Ich hab' da ein bisschen eine Ahnung bekommen, wie es dann ist." (Sven S.)

Während er die Seite betonte, dass das Management des eigenen Umzugs ihm aus den Händen genommen worden war, hob Klara Z. das Organisieren als stete Aufgabe mit kaum erfüllbaren Regeln und Widersprüchen hervor.

> „Ja, also am Anfang, so ich würde mal sagen die ersten drei Tage habe ich diese Maske getragen. Aber dann ähm ich weiß nicht jedes Elternteil mit so einem kleinen Kind versteht das vielleicht auch, dann kommt eben meine Tochter, sie zieht die Maske natürlich vom Gesicht, sie möchte auch mal geküsst werden, die zieht immer wieder die Maske vom Gesicht, die möchte mein Gesicht sehen. Die sagt dann, dass ich die Maske abnehmen soll, die möchte kuscheln, naja also ähm wenn man so nen bisschen eben auch Ahnung hat von Übertragungswegen, dann ist einfach klar, ob ich die Maske nun aufhabe oder nicht, ähm das spielt irgendwie dann auch keine Rolle, ne. Wenn die mir die ganze Zeit im Gesicht rumwuselt, ähm mich überall anfässt und dann hab ich einfach irgendwann äh gesagt, das bringt nichts mit dieser Maske. Ich nehme diese Maske ab und dann ähm hat sie auch nicht diese, diesen Fremdkörper die ganze Zeit an mir ähm der sie irritiert und dann hab ich wirklich so die restlichen anderthalb Wochen Quarantäne ohne Maske ähm hier mit ihr verbracht (I: Hmm

> (bejahend)). Genau und dann hab ich ja auch irgendwann gesehen, mein Mann ist auch positiv, dann hab ich gedacht okay ne, es ist eigentlich wirklich langsam egal ob ich die Maske trage oder nicht (I: Hmm (bejahend)), ja." (Klara Z.)

6 Angst

Auf das Gefühl der Angst kamen alle Interviewten zu sprechen. Die meisten benutzten den Begriff der Angst um sich und das Virus in Beziehung zu den sich umgebenden Personen zu beschreiben als „Angst davor, die Infektion weiterzugeben", oder als Angst davor, die ihnen wichtigen Aufgaben nicht erledigen zu können. Gleichwohl schwang bei den Erzählungen eine Einordnung der Angst um sich selber, um das eigene Leben und speziell die eigene Gesundheit mit.

Lale U. erklärte:

> „Ich hatte eher die Angst, dass ich jetzt meine Angehörigen angesteckt habe – und meine Kollegin, die bei mir mit beim PCR Test war, dass ich einfach dafür verantwortlich war, dass es denen dann auch schlecht ergehen könnte aufgrund der Diagnosen." (Lale U.)

Esther S. formulierte:

> „Also, mir war es Angst. Ich hatte Angst, ich hatte Angst, ich hatte, auch gedacht hatte baa. Auch vielleicht unrealistisch aber ich hab' gedacht: ‚Oh Gott, ähm, wenn ich jetzt ins Krankenhaus muss, wer sorgt für den Kleinen. Es ist noch so viel, was ich machen will.' Also, im Nachhinein manches war vielleicht überreagiert." (Esther S.)

Und Klara Z. sagte:

> „Ähm ich habe nicht die Angst gehabt, dass ich irgendwie sterben würde! Aber meine große Angst war und ist immer noch ähm, dass ich nicht wieder richtig genese!" (Klara Z.)

Angst wurde hier verknüpft mit den Begriffen der Verantwortung für Andere, mit den anderen Rollen, in denen die Jeweiligen agierten und die Teil ihrer Identität bestimmten, höchst privat war und in die Gefühlswelt verwies. Des Weiteren verbanden die Erzählsequenzen zur Angst die Vergangenheit mit der Gegenwart und Zukunft.

Dies fand sich auch bei Sven S., der betonte keine Angst gehabt zu haben:

> „Es war, war spannend, als ich dann draußenwar, mit Freunden geredet hab, da kam dann schon mal jemand und fragt, hattest Du große Angst. Ähm, da muss ich sagen, nee, eigentlich net. Ich hab mich sehr getragen gefühlt. Da muss ich auch dazu weitergeben, das kann ich gar nicht so richtig mit Worten beschreiben, das war beeindruckend. Ähm, ja, ich bin von meiner Grundhaltung, von meinem Lebenskonzept, ich bin Christ." (Sven S.)

7 Covid-19 – geprägt von Dichotomien und Zwischenräumen

Die Pflegekräfte beschrieben von ihrer Arbeit und dem Verlauf ihrer Erkrankung eine starke Dichotomisierung, die zu Festschreibungen, strengen Regelungen einem Einschluss und Ausschluss führte. Dabei waren sie selber Akteur:innen, die dies praktizierten und die Grenzen zogen und gleichermaßen waren sie davon Betroffene. Es ging hierbei um einen positiven oder negativen Covid-19 Test, um gesund oder krank, um gefährliche versus sichere Orte oder Personen, um richtiges oder falsches Handeln bei der Arbeit und im Privaten, um verantwortungsvolles oder riskantes Agieren, um geimpft oder nicht geimpft sein, um fürsorglich oder unachtsam. Angelika F. begann ihr Interview mit bebender Stimme und Tränen in den Augen mit folgender Passage:

> „Also ich muss sagen, ich hatte am Dienstag einen erneuten Test und bin positiv getestet worden. (Pause) Und die vermuten, dass ich so ein Restlastvirus noch habe. Und weil ich ja im medizinischen Beruf bin, darf ich ja nicht arbeiten und darf zwar so raus- und mir geht es auch gut, ich hab jetzt auch keine Symptome und ich hab meinen nächsten Test jetzt am Dienstag und ich hab jetzt, die Medizinerin mit der ich gesprochen hab, Frau Dr. O., die hat auch gesagt, das ist auch, das ist auch bei, bei vielen ist das aufgetreten, dass die nachher positiv waren und die vermuten dann, dass das irgendwelche tote Viren sind, und da wir halt im medizinischen Beruf sind, dürfen (lachend und mit kritischem Unterton) wir zu Hause bleiben." (Angelika F.)

Angelika F. äußerte sich irritiert wegen des Faktums nach überstandener Erkrankung und bereits einiger Zeit, in der sie wieder gesund war und gearbeitet hatte, nun wieder positiv zu sein. Sie betonte dabei, dass sie keine Symptome habe und gesund sei, dennoch galten einige der Regeln wie bei Erkrankten. Manche Regeln der Kontakteinschränkung wurden angewandt, andere aber nicht. Es wird quasi ein „Dazwischen", ein „Third Space" (Bhabha & Bronfen, 2011) konstruiert, das an Klarheit vermisste, aber Freiheiten ermöglichte, die zu Verunsicherung führten und nicht genossen werden konnten. Die Unsicherheit schien sich in diesem unklaren „Zwischendrin“ zu verstärken. Das hilfreiche Moment war, so äußerten sie es, die Zeit und das Abwarten, also eine Passivität.

Andere Konstrukte von „Zwischenräumen“ oder einem „Dazwischen“ waren bei Personen in Pflegeeinrichtungen hingegen alltäglich: so die Arbeitsplätze selber, in denen weder die Gefahr allein noch die Sicherheit vorherrschte genauso wenig wie das verantwortungsvolle oder riskante Verhalten. Esther S., die als Seelsorgerin in einer Pflegeeinrichtung arbeitete, resümierte über ihre Erkrankung:

> „Also, ich glaub, mir ist da bewusst geworden, nochmal bewusst geworden oder anders bewusst geworden, wie verletzlich man eigentlich ist. Ich hab‘ auch gedacht, ich bin da auch ziemlich streng so mit mir selber. Aber auch jetzt bestärkt gewesen halt mit den ganzen Hygienemaßnahmen, dass ich das hab. ‚Ok. Es kann halt trotzdem passieren.‘“ (Esther S.)

Die Idee, sich regelkonform zuhause während des Krankseins zu isolieren und um sich herum gegenüber ihrem Mann und Sohn im Kindergartenalter Grenzen zu ziehen, gelang ihr nicht. Dazu erklärte sie:

> „Wir haben eine Dreizimmerwohnung, ja, weiß nicht, so 80 m^2, ja aber ich – ich bin halt schon überall in der Küche schon gewesen. Also auch vor diesem Test, aber auch im Bad und ich denke dann irgendwie man kann… Ich hab‘ dann immer den Vergleich gehabt, wenn jetzt bei uns jemand halt positiv war [im Pflegeheim, d.V.] dann ist der halt im Zimmer und mit den ganzen Hygienemaßnahmen und der Schutzausrüstung, und das kann man daheim ja nicht machen und das hatte ich dann am Anfang immer vor Augen und habe gedacht. Also das schaffen wir net, das geht ja gar nicht.“ (Esther S.)

Dieses Verhalten beschrieb sie nicht als unreflektiert oder gar sorglos und gefährlich, sondern es folgte der Logik der epidemiologischen Kenntnisse. Esther S. konstruierte einen Schutzraum für die Familie und vor der Gefahr, die von ihr, ihrem Ehemann und Kind für die Welt außerhalb dieser Wohnung ausgehen mochte. Dieser Schutzraum war gleichsam ein Zwischenraum (Wirth, 2012) und barg das Risiko, sich gegenseitig zu infizieren, was auch geschah. Gleichwohl bot dieser Zwischenraum die Möglichkeit, Ressourcen der Sorge füreinander zu pflegen und zu nutzen. Die Bewegung in dem Zwischenraum schuf die Illusion von Alltäglichkeit und die Vision von Normalität. Eine Grenze zwischen drinnen und draußen wurde vor der Wohnungstür gezogen. Dem Moment der Zeit kam hier, da die Familie Weihnachten und Silvester in Isolation verbringen musste und sowohl Esther S, als auch ihr Mann Geruchs- und Geschmackssinn verloren hatten, eine besondere Bedeutung zu:

> „An Weihnachten hat mein Mann dann auch nichts mehr geschmeckt und gerochen, so dass wir dann irgendwie zwar unser, wir haben dann Maultaschen gemacht und Kartoffelsalat, aber das hat dann irgendwie nach nichts geschmeckt, (lacht), und unser eigentliches Weihnachtsessen, das haben wir dann Mitte Januar irgendwann gekocht. Und an Weihnachten waren wir dann irgendwie halt zuhause. Natürlich, ja, haben wir schon versucht irgendwie zusammen zu feiern, haben abends dann schon zusammen gesungen und gebetet, das haben wir schon gemacht, aber, es war halt ohne Familie, nur wir drei." (Esther S.)

Die Erkrankung, war auch bei Lale U. durch klare Dichotomien definiert und einer Abgrenzung zwischen Infektiös und Rein. So beschrieb sie Absprachen, die sie mit ihren Eltern und ihrem Bruder getroffen hatte, um das Bad und die Küche zu bestimmten Zeiten und der Wiederherstellung des reinen Zustands durch Lüften, nutzen zu dürfen. Grenzen erlebte sie hier als hilfreich, das Zusammenleben strukturierend und sich und andere in der Beziehung leitend und die Leiblichkeit schützend. Im Pflegeheim hingegen, wo sie die Privatheit der Bewohner:innen mitgestaltete und mit ihnen in einer professionellen Beziehung stand, überschritten Angehörige durch ihr Fragen ihr gegenüber die Grenze zwischen privat und öffentlich. Lale U. berichtet erbost von Begegnungen nach ihrer Genesung:

> „Angehörige, die haben mich gefragt, ‚Ja wo waren Sie?, Sie waren krank, ja, hatten Sie Corona?' Ja die erste Frage ist: ‚Hatten Sie Corona.' Natürlich sagt man dann ‚Ja, hatte ich' und dann fangen die dann an ‚Haben Sie sich impfen lassen.' Ich hab' dann gesagt. ‚Nein, hab' ich nicht.' Also, ich hab' dann auch nicht argumentiert, warum ich mich nicht impfen lassen hatte. Aber die erste Frage: ‚Ja, hatten Sie Corona, Haben Sie sich nicht impfen lassen. Warum nicht, würden Sie sich jetzt es anders überlegen oder bereuen Sie das.'" (Lale U.)

In der Hochinzidenzphase der Covid- Infektionen hatten diese Angehörigen die Welt um ihre Pflegebedürftigen und mit ihr die Menschen, die diese umgaben in Dichotomien gescannt. Grenzen des Privaten wurden versetzt und nicht mehr als solches geachtet, sodass sie das Gegenüber ungeniert ausfragen konnten. Die Angehörigen drangen in die als persönlich geltende Sphäre der Körperlichkeit der Pflegekraft mit den Fragen ein. Das was richtig oder falsch war, schienklar definiert, ein Zwischenraum, nämlich möglicherweise mit der Impfung noch aus nachvollziehbaren Gründen abzuwarten, wurde nicht mitgedacht. Dieser Zwischenraum erwies sich für Lale U. als unbequem, sie fühlte sich unter Druck, sich rechtfertigen zu müssen, wollte aber nicht noch mehr Persönliches preisgeben. Der Person, mit der sie solche Fragen verhandelt hatte ist außerhalb der Welt des Pflegeheims, nämlich ihre Ärztin.

Ein „Dazwischen" existierte überall dort, wo Dichotomien vorherrschten: es war in Veränderung, zeugte von Kreativität und Abgrenzung gegenüber den Polen. Eine Existenz und ein sich Bewegen im Dazwischen entsprach dem weder noch und sowohl als auch und zeugte von stetigen kleinen Aushandlungsprozessen, die das Alltägliche charakterisierten.

8 Zusammenfassung und Schlussfolgerungen

In der Gesamtschau der Krankheitserzählungen tratbedeutungsvoll zu Tage wie die Fürsorge Leistenden auf Sorge anderer angewiesen waren und sich zum Teil als unverstanden erlebten. Die Geschichten und das Erleben waren auch geprägt von der Rezeption der jeweiligen in den Medien diskutierten Krankheitstheorien und rechtlichen Regelungen zu Covid-19. Während in den Geschichten der ersten Welle die Frage nach der Zurückverfolgung der Ansteckung nur am Rande benannt wurde, wurde dies in denen der zweiten Welle zuweilen ausführlich und prominent dargestellt. Dichotomien, die die Pandemie prägten, wie positiv oder negativ zu sein, gesund oder krank, drinnen oder draußen, verantwortungsvoll oder riskant, beeinflussten die Erzählungen, die gleichsam aufzeigten, wie wenig diese Dichotomien für das alltägliche Leben mit (Infektions-)krankheit taugten. Es mussten Zwischenräume ausgeleuchtet und belebt werden, um krank sein zu können, dazu gehörte auch, versorgt zu werden und das eigene körperliche Befinden zu beobachten. Beschäftigte in Einrichtungen der Altenhilfe oder Krankenhäusern sind in ihrem Erleben Kranke besonderer Art, denn sie blicken auf sich und ihren Körper und Leiblichkeit mit einem professionellen Blick und dem eines kranken Menschen gleichzeitig. Sie suchen als Professionelle den Austausch mit Kolleg:innen und nutzen ihn als Kranke zur Unterstützung. Ihre Angst war eine, die das In-Beziehung-Sein als menschliche Kategorie unterstreicht, sei es in der Sorge um andere oder im Vertrauen auf Gott, wie bei Sven S. In ihren Erzählungen nahm das Unbekannte der Erkrankung, die befremdlichen Symptome, das Nichteinordnenkönnen derselben oder die immer neuen Überraschungen und tiefe Verunsicherung wie dem eines erneut positiven Tests einen breiten Raum ein. Obgleich genesen blieb für sie, solange die Pandemie grassierte, der Umgang mit ihrem Körper verändert.

Literatur

AOK. (24. Juli 2020). *Gesundheitsberufe im Rheinland besonders stark von Covid-19 betroffen Die AOK hat Krankschreibungen von Arbeitnehmern in der CoronaLockdown-Phase ausgewertet*. https://www.aok.de/pk/rh/inhalt/gesundheitsberufe-stark-von-corona-betroffen/. Zugegriffen: 6. Apr. 2022.

Barmer. (15. Februar 2021). *BARMER-Branchenauswertung – Corona grassiert vor allem in Sozialberufen*. https://www.barmer.de/presse/presseinformationen/pressemitteilungen/branchenauswertung-corona-280804. Zugegriffen: 6. Apr. 2022.

Bausewein, C., & Simon, S. (2021). *Nationale Strategie für die Betreuung von schwerkranken und sterbenden Menschen und ihren Angehörigen in Pandemiezeiten (PallPan)*. https://doi.org/10.5281/zenodo.5012504.

Benyamini, Y. (2012). *Health and illness perceptions*. Oxford University Press. https://doi.org/10.1093/oxfordhb/9780195342819.013.0013.

Berufsgenossenschaft für Gesundheitsdienst und Wohlfahrtspflege (BGW). (09. Juni 2020). *COVID-19 als Berufskrankheit: DIVI und DGUV informieren zu Voraussetzungen sowie Versicherungsleistungen*. https://www.bgw-online.de/bgw-online-de/presse/covid-19-als-berufskrankheit-divi-und-dguv-informieren-zu-29362. Zugegriffen: 6. Apr. 2022.

Bhabha, H. K., & Bronfen, E. (2011). *Die Verortung der Kultur* (1. Aufl.). Stauffenburg discussion: Bd./Volume 5. Stauffenburg Verlag.

Brünner, G., & Gülich, E. (2002). Krankheit verstehen. Interdisziplinäre Beiträge zur Sprache in Krankheitsdarstellungen. *Bielefelder Schriften zu Linguistik und Literaturwissenschaft, 18*. Aisthesis-Verlag. https://pub.uni-bielefeld.de/record/2768883. Zugegriffen: 6. Apr. 2022.

Buda, S., an der Heiden, M., Altmann, D., Diercke, M., Hamouda, O., & Rexroth, U. (2020). Infektionsumfeld von erfassten COVID-19-Ausbrüchen in Deutschland. *Epidemiologisches Bulletin*, (38), 3–12. https://doi.org/10.25646/7093.

Conradi, E., & Vosman, F. (2016). *Praxis der Achtsamkeit: Schlüsselbegriffe der Care-Ethik*. Campus.

Deutsche Gesetzliche Unfallversicherung. (04. Juni 2020). COVID-19 als Berufskrankheit – Informationen für Beschäftigte im Gesundheitswesen. https://publikationen.dguv.de/widgets/pdf/download/article/3854. Zugegriffen: 6. Apr. 2022.

Die Techniker (TK). (2021). *Ein Jahr Coronapandemie: Wie geht es Deutschlands Beschäftigten?* 20 Jahre Gesundheitsberichterstattung der TK. https://www.tk.de/resource/blob/2110140/651d8e3d4b78cb2dfced378ba8680682/gesundheitsreport-2021-data.pdf. Zugegriffen: 6. Apr. 2022.

Drupp, M., Meyer, M., & Winter, W. (2021). Betriebliches Gesundheitsmanagement (BGM) für Pflegeeinrichtungen und Krankenhäuser unter Pandemiebedingungen. In K. Jacobs, A. Kuhlmey, S. Greß, J. Klauber, & A. Schwinger (Hrsg.), *Pflege-Report 2021: Sicherstellung der Pflege: Bedarfslagen und Angebotsstrukturen* (S. 71–88). Springer.

Eggert, S., & Teubner, C. (2021). *Die SARS-CoV-2-Pandemie in der professionellen Pflege: Perspektive stationärer Langzeitpflege und ambulanter Dienste. ZQP-Analyse*. https://www.zqp.de/wp-content/uploads/ZQP-Analyse-Corona-Langzeitpflege.pdf. Zugegriffen: 6. Apr. 2022.

Faltermaier, T. (2020). *Subjektive Gesundheit: Alltagskonzepte von Gesundheit*. https://doi.org/10.17623/BZGA:224-i119-2.0.

Gleich, S., Walger, P., Popp, W., Lemm, F., & Exner, M. (2021). Nosokomiale COVID-19 Ausbrüche in stationären Pflegeeinrichtungen – Ursachen und Forderungen. Mitteilung der Deutschen Gesellschaft für Krankenhaushygiene (DGKH). https://www.krankenhaushygiene.de/pdfdata/2021_02_04_Ausbrueche-Pflegeeinrichtungen_HM.pdf. Zugegriffen: 6. Apr. 2022.

Gülich, E., & Lucius-Hoene, G. (2015). Veränderungen von Geschichten beim Erzählen: Versuch einer interdisziplinären Annäherung an narrative Rekonstruktionen von Schlüsselerfahrungen. In E. Schumann, E. Gülich, G. Lucius-Hoene, & S. Pfänder (Hrsg.), *Edition Kulturwissenschaft: Bd. 50. Wiedererzählen: Formen und Funktionen einer kulturellen Praxis* (S. 135–176). transcript.

Hark, S. (06. April 2020). Durch Verwundbarkeit verbunden. *Philosophie Magazin*. https://www.philomag.de/artikel/durch-verwundbarkeit-verbunden. Zugegriffen: 6. Apr. 2022.

Holmberg, C. (2020). Krankheitsnarrative in der Versorgungsforschung. In H. Ohlbrecht (Hrsg.), *Perspektiven qualitativer Gesundheitsforschung* (S. 98–115). Beltz.

Hummel, T. (27. März 2020). Und plötzlich sind Pflegekräfte Helden. „Maybrit Illner" zur Corona-Krise. *Süddeutsche Zeitung*. https://www.sueddeutsche.de/medien/maybrit-illner-zur-corona-krise-und-ploetzlich-sind-pflegekraefte-helden-1.4858816. Zugegriffen: 6. Apr. 2022.

Institut für Public Health und Pflegeforschung (IPP). (2020). Zur Situation der Langzeitpflege in Deutschland während der Corona-Pandemie. Ergebnisse einer Online-Befragung in Einrichtungen der (teil)stationären und ambulanten Langzeitpflege. https://www.socium.uni-bremen.de/uploads/Ergebnisbericht_Coronabefragung_Uni-Bremen_24062020.pdf. Zugegriffen: 6. Apr. 2022.

Jacobs, K., Kuhlmey, A., Greß, S., Klauber, J., & Schwinger, A. (2020). *Pflege-Report 2019. Mehr Personal in der Langzeitpflege – Aber woher?* Springer. https://doi.org/10.1007/978-3-662-58935-9.

Jansen, D. L., Heijmans, M. J. W. M., Rijken, M., Spreeuwenberg, P., Grootendorst, D. C., Dekker, F. W., Boeschoten, E. W., Kaptein, A. A., & Groenewegen, P. P. (2013). Illness perceptions and treatment perceptions of patients with chronic kidney disease: Different phases, different perceptions? *British Journal of Health Psychology, 18*(2), 244–262. https://doi.org/10.1111/bjhp.12002.

Kohl, R., Jürchott, K., Hering, C., Gangnus, A., Kuhlmey, A., & Schwinger, A. (2021). Covid-19-Betroffenheit in der vollstationären Langzeitpflege. In K. Jacobs, A. Kuhlmey, S. Greß, J. Klauber, & A. Schwinger (Hrsg.), *Pflege-Report 2021: Sicherstellung der Pflege: Bedarfslagen und Angebotsstrukturen* (S. 3–19). Springer.

Kramer, V., Papazova, I., Thoma, A., Kunz, M., Falkai, P., Schneider-Axmann, T., Hierundar, A., Wagner, E., & Hasan, A. (2021). Subjective burden and perspectives of German healthcare workers during the COVID-19 pandemic. *European Archives of Psychiatry and Clinical Neuroscience, 271*(2), 271–281. https://doi.org/10.1007/s00406-020-01183-2.

Krammer, S., Augstburger, R., Haeck, M., & Maercker, A. (2020). Anpassungsstörung, Depression, Stresssymptome, Corona bezogene Sorgen und Bewältigungsstrategien während der Corona Pandemie (COVID-19) bei Schweizer Klinikpersonal [Adjustment disorder, depression, stress symptoms, corona related anxieties and coping strategies during the corona pandemic (COVID-19) in Swiss medical staff]. *Psychotherapie, Psychosomatik, Medizinische Psychologie, 70*(7), 272–282. https://doi.org/10.1055/a-1192-6608.

Landesregierung Baden-Württemberg. (17. März 2020). *Verordnung der Landesregierung über infektionsschützende Maßnahmen gegen die Ausbreitung des Virus SARS-Cov-2 (Corona-Verordnung – CoronaVO) vom 17.03.2020.*

Lehmeyer, S. (2018). Vulnerabilität. In A. Riedel & A.-C. Linde (Hrsg.), *Ethische Reflexion in der Pflege* (S. 75–87). Springer. https://doi.org/10.1007/978-3-662-55403-6_9.

Lucius-Hoene, G. (2008). Erzählen können als Ausdruck der Person. In F. J. Illhardt (Hrsg.), *Ethik in der Praxis – Kontroversen, Bd. 27. Die ausgeblendete Seite der Autonomie: Kritik eines bioethischen Prinzips* (S. 205–218). Lit.

Marschewski, M. A. (2007). *Narrative Identitätskonstruktionen und subjektives Krankheitserleben in den Tagebuchaufzeichnungen erkrankter Menschen: Eine textrekonstruktive Analyse von Krankheitstagebüchern.* Dissertation.

Ministerium für Soziales, Gesundheit und Integration Baden-Württemberg. (02. April 2020). Land bringt über #pflegereserve Einrichtungen und freiwilliges Pflegepersonal zusammen. https://sozialministerium.baden-wuerttemberg.de/de/service/presse/pressemitteilung/pid/land-bringt-ueber-pflegereserve-einrichtungen-und-freiwilliges-pflegepersonal-zusammen/. Zugegriffen: 6. Apr. 2022.

Moos, T. (2018). *Krankheitserfahrung und Religion.* Mohr Siebeck.

Nussbaum, M. C. (2002). *Konstruktion der Liebe, des Begehrens und der Fürsorge: Drei philosophische Aufsätze.* Reclam.

Paffenholz, P., Peine, A., Hellmich, M., Paffenholz, S. V., Martin, L., Luedde, M., Haverkamp, M., Roderburg, C., Marx, G., Heidenreich, A., Trautwein, C., Luedde, T., & Loosen, S. H. (2020). Perception of the 2020 SARS-CoV-2 pandemic among medical professionals in Germany: Results from a nationwide online survey. *Emerging microbes & infections, 9*(1), 1590–1599. https://doi.org/10.1080/22221751.2020.1785951.

Reiber, K., Fischer, G., & Lämmel, N. (2021). Lauter Beifall für stilles Heldentum? Ambivalenzen der Anerkennung für den Pflegeberuf (nicht nur in Pandemiezeiten). *Pflege & Gesellschaft, 26*(3), 197–209.

Remmers, H. (Hrsg.). (2011). Pflegewissenschaft im interdisziplinären Dialog: Eine Forschungsbilanz. *Pflegewissenschaft und Pflegebildung, 1.*(S. 28). V & R Unipress Universitätsverlag Osnabrück.

Rheindorf, J., Blöcker, J., Himmel, C., & Trost, A. (2020). Wie erleben Pflegefachpersonen die Corona-Pandemie? *Pflegezeitschrift, 73*(8), 50–53. https://doi.org/10.1007/s41906-020-0761-4.

Robert Koch-Institut (RKI). (02. Mai 2020). Leitfaden für den Öffentlichen Gesundheitsdienst zum Vorgehen bei Häufungen von COVID-19. https://www.rki.de/DE/Content/InfAZ/N/Neuartiges_Coronavirus/Leitfaden_OEGD_COVID-19.pdf?__blob=publicationFile. Zugegriffen: 6. Apr. 2022.

Robert Koch-Institut (RKI). (19. März 2020). Täglicher Lagebericht des RKI zur Coronavirus-Krankheit-2019 (COVID-19). https://www.rki.de/DE/Content/InfAZ/N/Neuartiges_Coronavirus/Situationsberichte/2020b-03-19-de.pdf?__blob=publicationFile. Zugegriffen: 6. Apr. 2022.

Robert Koch-Institut (RKI). (30. April 2021). Täglicher Lagebericht des RKI zur Coronavirus-Krankheit-2019 (COVID-19). https://www.rki.de/DE/Content/InfAZ/N/Neuartiges_Coronavirus/Situationsberichte/Apr_2021/2021-04-30-de.html. Zugegriffen: 6. Apr. 2022.

Rommel, A., von der Lippe, E., Treskova-Schwarzbach, M., & Scholz, S. (2021). Bevölkerung mit einem erhöhten Risiko für schwere COVID-19-Verläufe in Deutschland. Auswertungen der Studie GEDA 2019/2020-EHIS. *Journal of Health Monitoring, 6*(S2). https://doi.org/10.25646/7858.2.

Schrappe, M., François-Kettner, H., Gruhl, M., Hart, D., Knieps, F., Manow, P., Pfaff, H., Püschel, K., & Glaeske, G. (2020). *Die Pandemie durch SARS-CoV-2/CoViD-19. Thesenpapier 8.* https://corona-netzwerk.info/wp-content/uploads/2021/08/Thesenpap8_endfass.pdf. Zugegriffen: 6. Apr. 2022.

Schrems, B. M. (2020). *Vulnerabilität in der Pflege: Was verletzlich macht und Pflegende darüber wissen müssen* (1. Aufl.). Beltz Juventa.

Schulze, S., & Holmberg, C. (2021). Bedeutung und Belastung von Pflegekräften während der Corona-Krise. *Public Health Forum, 29*(1), 32–35. https://doi.org/10.1515/pubhef-2020-0114.

Silberzahn-Jandt, G. (2021). Wie erzählen Genesene über ihre Corona-Erkrankung? *Pflegezeitschrift, 74*(3), 56–59. https://doi.org/10.1007/s41906-020-0968-4.

Skoda, E. M., Teufel, M., Stang, A., Jöckel, K. H., Junne, F., Weismüller, B., Hetkamp, M., Musche, V., Kohler, H., Dörrie, N., Schweda, A., & Bäuerle, A. (2020). Psychological burden of healthcare professionals in Germany during the acute phase of the COVID-19 pandemic: Differences and similarities in the international context. *Journal of public health, 42*(4), 688–695. https://doi.org/10.1093/pubmed/fdaa124.

Wild, V. (2014). Vulnerabilität. In C. Lenk, G. Duttge, & H. Fangerau (Hrsg.), *Handbuch Ethik und Recht der Forschung am Menschen* (S. 297–298). Springer.

Wirth, U. (2012). Zwischenräumliche Bewegungspraktiken. In U. Wirth, J. Paganini, & T. Bawden (Hrsg.), *Bewegen im Zwischenraum* (Bd. 3, S. 7–34). Kulturverlag Kadmos.

Wolf-Ostermann, K., Rothgang, H., Domhoff, D., Friedrich, A.-C., Heinze, F., Preuß, B., Schmidt, A., Seibert, K., & Stolle-Wahl, C. (2020). *Zur Situation der Langzeitpflege in Deutschland während der Corona-Pandemie. Ergebnisse einer Online-Befragung in Einrichtungen der (teil)stationären und ambulanten Langzeitpflege.* Unter Mitarbeit von Universität Bremen. https://www.socium.uni-bremen.de/uploads/Ergebnisbericht_Coronabefragung_Uni-Bremen_24062020.pdf. Zugegriffen: 6. Apr. 2022.

Corona und die medizinische Pflege – Eine explorative Untersuchung zu psycho-sozialen Belastungen von Pflegekräften im ersten Pandemie-Jahr

Nathalie Glamann und Gian-Luca De Carlo

1 Einleitung

> „Spiegel: Herr Professor, vor zwei Wochen schien die Welt noch in Ordnung… Adorno: Mir nicht" (Brumm & Elitz, 1969, S. 204).

Die Corona-Pandemie stellt die Welt vor bisher ungeahnte Herausforderungen und ist – selbst nach mehr als eineinhalb Jahren des ersten deutschlandweiten Lockdowns (Stand Dezember 2021) – nach wie vor eine stetige Begleiterin des täglichen Lebens. Seither stehen (medizinische) Wissenschaft, Politik, Wirtschaft sowie Gesellschaft unter stätigem Handlungsdruck. Einschnitte in die Grund- und Freiheitsrechte der Bürger*innen wurden mit dem Schutz der Gesundheit der Bevölkerung legitimiert (Deutscher Ethikrat, 2020, S. 2 f.), deren gesetzliche Grundlage in den Veränderungen im Infektionsschutz festgehalten ist (§ 1 Absatz 1 IfSG). Die Lockdown-Maßnahmen, welche das soziale und ökonomische Geschehen zeitweilig nahezu zum Erliegen gebracht haben, hatten primär das Ziel, die Verbreitung des Virus in der Bevölkerung einzudämmen (Richter, 2021, S. 121). Nach bald zwei Jahren Corona-Pandemie in Europa steht fest, dass sich die erlassenen gesundheitspolitischen Maßnahmen, einige stärker als andere,

N. Glamann · G.-L. De Carlo (✉)
Institut Gesellschaftswissenschaften, Bereich für Soziologie (SOZ), Otto-von-Guericke-Universität Magdeburg, Magdeburg, Deutschland
E-Mail: gian-luca.decarlo@ovgu.de

N. Glamann
E-Mail: nathalie.glamann@ovgu.de

H. Ohlbrecht und A. Seltrecht (Hrsg.), *Pflege: Systemrelevant – und nun?*, Gesundheit und Gesellschaft, https://doi.org/10.1007/978-3-658-39402-8_6

als wirksam zur Eindämmung des Virus erwiesen haben (Mendez-Brito et al., 2021; Richter, 2021, S. 128 ff.). Allerdings steht ebenfalls außer Frage, dass mit eben diesen Einschränkungen weitere, massive sowie diverse Auswirkungen einhergehen (Ohlbrecht et al., 2020, S. 3). So spiegeln sich jene Auswirkungen einerseits in den globalen Märkten wider: in einer ganzen Reihe von Ländern ist es zu einer deutlichen Abschwächung des Bruttoinlandprodukts (BIP) gekommen. Andererseits wurden durch die auferlegten Kontaktbeschränkungen und der Aufforderung zu sozialer Distanzierung, sämtliche Bereiche des sozialen Lebens beschnitten. Der reduzierte Kontakt zu Freund*innen und Familie, aber auch die Arbeit im Homeoffice und die Betreuung von Kindern Zuhause, haben den Alltag erheblich verändert und nicht zuletzt das Wohlbefinden vieler Menschen beeinflusst (ebd.). Diese Nebenerscheinungen verdeutlichen, dass es sich bei der Corona-Pandemie nicht lediglich um ein medizinisches, sondern auch um ein soziales Phänomen handelt.

Insbesondere Mitarbeiter*innen der Gesundheitsbereiche sahen sich seither enormen Belastungen ausgesetzt (Aksoy & Koçak, 2020; Juan et al., 2020; Rheindorf et al., 2020). Da sich das Virus durch ein hohes Infektionsrisiko und eine erhöhte Sterblichkeitsrate charakterisiert, wurde die berufliche Belastung medizinischen Personals durch dieses Gefahrenpotential erhöht. Hinzu kamen die bereits knapp skizzierten Auswirkungen im beruflichen und privaten Umfeld, die durch die Maßnahmen zur Eindämmung des Virus entstanden (Rheindorf et al., 2020, S. 50). Auch die (Kranken-) Pflege rückte begleitend vom Pandemiegeschehen verstärkt in den Fokus medialer Berichterstattungen. Dies äußerte sich eindrucksvoll durch das gemeinsame Auftreten des Intensivpflegers Ricardo Lange und des Bundesgesundheitsministers Jens Spahn in der Bundespressekonferenz am 29.04.2021 (Prosinger, 2021, April 30).

Vor diesem Hintergrund widmet sich dieser Forschungsbericht den Arbeitsbelastungen von medizinischen Pflegekräften während der Corona-Pandemie. Da bisher vornehmlich quantitative Untersuchungen zu den Veränderungen von psychischer Gesundheit, bedingt durch die Corona-Pandemie vorliegen, soll hier eine interpretative Perspektive mittels einer qualitativen Interviewstudie eingebracht werden. Dabei liegt der Fokus auf den Bedingungen, Handlungsstrategien und Konsequenzen, die in Beziehung zu den Arbeitsbelastungen stehen.

2 Forschungsstand

Mit den Auswirkungen der Pandemie gehen systemische, strukturelle sowie soziale Veränderungen einher, die sich als gesellschaftliche Herausforderungen herausstellen und denen sich seither die sozial- und geisteswissenschaftliche Forschung widmet.

So wurde bereits zu Beginn der Corona-Pandemie und mit Beginn des ersten deutschlandweiten Lockdowns von Expert*innen vermutet, dass damit eine starke psychische Belastung der Bevölkerung einhergehen würde. Als sich im Oktober 2020 abzeichnete, dass ein erneuter Lockdown unumgänglich ist, wurden diese Befürchtungen noch größer (Entringer et al., 2020, S. 1). Diese Vermutungen basieren vor allem auf Erkenntnissen vorangegangener Pandemien, nach denen die Corona-Pandemie als Belastungssituation konzeptualisiert werden kann, welche das Potenzial hat, die Balance zwischen Ressourcen und Stressoren aus dem Gleichgewicht zu bringen und psychische Leiden entstehen zu lassen oder bestehende zu verstärken (Stocker, et al., 2020, S. 5).

Die Politologin Gundula Ludwig weist in einem Interview mit dem Deutschlandfunk darauf hin, dass die Corona-Krise ein solches Ausmaß annehmen konnte, weil bereits eine gesellschaftliche Vielfachkrise vorlag, mit der sie die ökologische Krise, die Krise der Demokratie, die Krise der sozialen Reproduktion und die Care-Krise meint. Ihr zufolge setze sich auf diese multiple Krise nun auch noch die Corona-Krise. Dabei hätten wir es mit einer Verdichtung krisenhafter Momente zu tun, die bereits vorher die Normalität unserer Gesellschaft gewesen seien (Miller, 2020, Juli 05). Diese multiplen Krisen werden durch die Corona-Pandemie jedoch sichtbarer, da sie wie ein Brennglas bestehende Probleme offengelegt und verstärkt. Neben Ludwig verweist auch Dörre (2020, S. 180) auf den „Brennglaseffekt". Er konstatiert, dass das Virus Unsicherheiten wie Ungleichheiten offenlegt, die in modernen kapitalistischen Gesellschaften produziert werden. So haben u. a. die Privatisierungen der Gesundheitssysteme die soziale Resilienz derart geschwächt, dass die Corona-Pandemie zu einer ernsten Bedrohung der ökonomischen Globalisierung werden konnte. Bei einer derartigen Fokussierung der Corona-Krise müsse nach Lessenich (2020) jedoch darauf verwiesen werden, dass diese keine Sonderrolle unter diversen Krisen einnimmt oder gar einen Epochenbruch oder historische Zäsur darstellt (ebd., S. 217). Vielmehr sieht er die Corona-Krise als eine weitere der inzwischen vielen Ausprägungsformen jener Krisendynamik, die als Merkmal des demokratischen Kapitalismus zählen muss. Lediglich durch die, von der Corona-Pandemie ausgehende, Krisenerfahrung breiter Bevölkerungsgruppen westlicher Wohlstandsgesellschaften unterscheidet sich diese von ihren „Vorgängerkrisen" und verursacht daher für jene Menschen das Gefühl, einen Epochenbruch mitzuerleben (ebd., S. 217 f.).

Forschungsergebnisse der letzten eineinhalb Jahre belegen von den Maßnahmen zur Eindämmung des Coronavirus ausgehende Gesundheitsfolgen, wie psychische Belastungen, Angst und Depressionen (Wang et al., 2020, S. 1729).

Im Rahmen der SOEP-CoV Studie konnten einige Indikatoren der psychischen Gesundheit und ihre Veränderungen durch die Corona-Pandemie für Deutschland ausgemacht werden. Beispielsweise fühlten sich die Bundesbürger*innen während des ersten und zweiten Lockdowns aufgrund der beschlossenen Maßnahmen häufiger einsam als vor der Pandemie. Hinsichtlich der festgestellten Einsamkeit lassen sich potenzielle Risikofaktoren identifizieren, nach denen Frauen von einem noch stärkeren Anstieg betroffen sind als Männer und jüngere Menschen zur vulnerabelsten Bevölkerungsgruppe für Einsamkeit während der Pandemie gehören (Entringer et al., 2020, S. 12). Weitere Indikatoren, von denen sich Hinweise auf die psychische Gesundheit ableiten lassen, sind das Wohlbefinden und die Lebenszufriedenheit, wobei beide insbesondere während des zweiten Lockdowns gesunken sind (ebd., S. 15 ff.). Auch von Depressions- und Angstsymptomen sind Bundesbürger*innen insgesamt stärker betroffen als im Vorjahr (ebd., S. 14). Weiterhin konnte festgestellt werden, dass Frauen in verschiedenen Dimensionen der psychischen Gesundheit mehr unter der Pandemie leiden als Männer. Darüber hinaus sind vor allem Menschen mit direktem Migrationshintergrund während der Krise häufiger von Depressions- und Angstsymptomen betroffen. Diese Unterschiede haben sich in den Vorjahren nicht herausgestellt und sollten nach Einschätzung der Forscher*innen daher künftig verstärkt beobachtet werden (ebd., S. 18).

Pflegefachpersonen, die in unmittelbarem Kontakt zu Patient*innen, Klient*innen oder Bewohner*innen stehen, sind angesichts der Ausbreitung des Covid-19-Virus einer außergewöhnlichen beruflichen Belastung ausgesetzt. Bereits zu Beginn der Pandemie wurden in China erste Untersuchungen zu den Effekten von Covid-19 bei dieser Zielgruppe durchgeführt, die durch eine Meta-Analyse (Krishnamoorthy et al., 2020) systematisch zusammengefasst worden sind. Den Ergebnissen der Meta-Analyse zufolge haben Beschäftigte im Gesundheitswesen eine signifikant höhere Prävalenz psychischer Probleme im Vergleich zur Allgemeinbevölkerung. Abgesehen von den Sorgen um den persönlichen Schutz und die Sicherheit ihrer Angehörigen können Tod der eigenen Kolleg*innen durch eine Covid-19-Infektion, überlange Arbeitszeiten, Sorgen um die häusliche Versorgung und ethische Bedenken z. B. über die Rationierung von Beatmungsgeräten einen negativen Einfluss auf ihren psychologischen Status ausüben (ebd., S. 8). Darüber hinaus können ergebnisbezogene Verbindungen zwischen der SARS-Virus-Epidemie 2003 und der Corona-Pandemie hergestellt werden. Dass Pflegefachpersonen, die in der direkten Versorgung Infizierter involviert waren, verstärkt Ängste, Schlafstörungen und Symptome einer Depression entwickeln, ließ sich bereits bei der Ausbreitung des SARS-Virus feststellen (Rheindorf et al., 2020, S. 50).

3 Sample, Erhebungs- und Auswertungsverfahren

In der qualitativen Forschung ist das Führen von Interviews elementarer Bestandteil der Materialgewinnung kommunikativer Daten (Strübing, 2013, S. 80 f.).

In diesem Forschungsvorhaben wurden Leitfadeninterviews, angelehnt an das „Verstehende Interview" des französischen Soziologen Jean-Claude Kaufmann (1999), als Erhebungsverfahren gewählt. Der gewählte Ansatz steht im konstruktivistischen Paradigma und sieht im „Verstehenden Interview" die Möglichkeit, die Wirklichkeitskonstruktion – unter dem Postulat größtmöglicher Offenheit – gesellschaftlicher Akteur*innen zu erfassen (ebd., S. 87 f.). Kaufmann legt zwar großen Wert auf einen logisch strukturierten Leitfaden, betont dabei aber gleichzeitig dessen flexible Handhabung,im Falle eines dynamischen Gesprächsverlaufes (ebd., S. 65 ff.).

Die erhobenen Daten wurden in Anlehnung an die Prinzipien der Grounded Theory analysiert, die von Glaser und Strauss (1967) erstmalig in Form einer „methodenpolitischen Streitschrift" (Strübing, 2013, S. 110) publiziert und später von Strauss und Corbin (1990) weiterentwickelt wurde. Die Grounded Theory ist „als Forschungsstil und nicht als Methode im Sinne eines präskriptiven Sets von Verfahrensregeln angelegt" (Strübing, 2013, S. 112). Aus diesem Grund soll die Anwendung der Grounded Theory kurz dargestellt und gleichzeitig kritisch reflektiert werden, um häufig begangene Fehler (Suddaby, 2006) und „eine Inflationierung und damit gehörige Entwertung des Gütesiegels ‚Grounded Theory' […]" (Kruse et al., 2015, S. 93) zu vermeiden.

In der Grounded Theory wird darauf verzichtet, theoretische Vorannahmen zu entwickeln und darauf beruhende Hypothesen zu testen, um stattdessen aus den Daten eine Theorie mittlerer Reichweite zu entwickeln (Strübing, 2013, S. 110 ff.). Der Verzicht auf eine Theorie bedeutet jedoch, nicht völlig unwissend ins Feld zu gehen. Deswegen wird in der Grounded Theory mit dem Prinzip der „theoretischen Sensibilität" gearbeitet (Kruse et al., 2015, S. 104).

Ein weiteres Prinzip der Grounded Theory ist der iterativ-zyklische Forschungsprozess, bei dem Theorieentwicklung, Datenerhebung und –auswertung parallel ablaufen (Strübing, 2013, S. 113). Auf Basis neuer Erkenntnisse kann sich so dem Gegenstand passender genähert werden (Kruse et al., 2015, S. 125).

Das Prinzip des „Theoretical Sampling" ist mit dem prozessualen Erhebungscharakter eng verknüpft. Die jeweils aktuellen Erkenntnisse liefern Entscheidungsvorlagen für die folgenden Datenerhebungen (Suddaby, 2006, S. 634). Das

Sample eines Forschungsprojekts nimmt also erst im Laufe seiner Durchführung Gestalt an.[1]

Das Prinzip des „Theoretical Sampling“ begründet sich jedoch nicht nur aus dem iterativ-zyklisch angelegten Forschungsprozess, sondern auch aus der Analyseheuristik des Vergleiches. Das Vergleichen kann im Sinne einer minimalen Kontrastierung stattfinden, indem möglichst ähnliche Fälle angelegt werden oder im Sinne einer maximalen Kontrastierung, indem man gezielt nach Fällen sucht, die sich vom bisherigen Material unterscheiden. Wenn sich im Verlauf der Forschung mit homogenen Fälle keine neuen Konzepte entwickeln lassen, spricht man von theoretischer Sättigung (Strübing, 2013, S. 114 ff.). Zentral für das Auswertungsvorgehen sind: das Kodieren der Daten und das Anfertigen von Memos (ebd., S. 118 ff.).

Der Fokus der Analysearbeit lag auf ebendiesem Kodierverfahren. Die so entstandenen Kodes haben sich sowohl induktiv aus dem Material ergeben, indem ein Interview „Line-by-Line“ (ebd., S. 118) (also offen) analysiert und kodiert wurde, als auch aus deduktiven Überlegungen, die hauptsächlich aus dem vorab erstellten Leitfaden abgeleitet wurden.

Die Datengrundlage bilden Interviews mit vier examinierten Krankenpfleger*innen im Zeitraum vom 29. Dezember 2020 bis zum 02. März 2021, die im Rahmen einer explorativen Teilstudie einer Erhebung der Otto-von-Guericke-Universität Magdeburg geführt wurden. Es wurden zwei Frauen sowie zwei Männer im Alter zwischen 25 und 40 Jahren befragt. Während zwei der Krankenpfleger*innen in einem westdeutschen Bundesland tätig sind, arbeiten die anderen Beiden in einem ostdeutschen Bundesland. Befragt wurden Interviewpartner*innen über das Videotelefonkonferenz-Programm „Zoom“, sodass es in allen Interviews (bis auf einem) möglich war, die interviewten Personen währenddessen zu sehen. Die Interviewlänge variierte zwischen 45 und 90 min. Die digitale Interviewführung hat gut funktioniert. Obwohl die interviewten Personen zwar wenig bis keine Erfahrung mit der genutzten Software hatten, konnten sie sich relativ problemlos in den digitalen Raum einwählen. Hinsichtlich der aufkommenden Atmosphäre und Distanz zur interviewten Person macht es natürlich einen Unterschied, ob man analog oder digital kommuniziert. Dennoch entstand bei keinem Interview der Eindruck einer unproduktiven Gesprächsführung.

[1] Anzumerken ist, dass „[i]n der Forschungspraxis […] diese Samplingstrategie nicht immer strikt durchzuhalten [ist]“ (Strübing, 2013, S. 117).

4 Ergebnisse

4.1 Kernkategorie: Arbeitsbelastungen

> „Ja, ehm also ich finde, dass also viele nehmen die Zeit ja als sehr entschleunigend wahr. Für mich ist das eigentlich überhaupt nicht so, weil wir jetzt gerade als systemrelevante Berufsgruppe eigentlich nochmal deutlich mehr arbeiten müssen als sonst" (weibliche Pflegekraft West).

Im Zuge der Datenanalyse stellen sich die Arbeitsbelastungen, die Pflegekräfte während der Pandemie wahrgenommen haben, als zentrale Kategorie heraus. Bevor in den folgenden Unterkapiteln auf die Bedingungen für die Zunahme der Belastungen (Abschn. 4.2), Handlungsstrategien (Abschn. 4.3) und sich ergebende Konsequenzen (Abschn. 4.4) näher eingegangen wird, stehen in diesem Kapitel die Arbeitsbelastungen selbst und deren soziologische Einordnung im Fokus der Überlegungen.

Arbeit ist seit jeher ein Thema für die Soziologie. Schon bei Klassikern wie Marx oder Weber war Arbeit ein zentraler Begriff gesellschaftlicher Analysen (Schmiede & Schilcher, 2010, S. 11). In der neueren soziologischen Forschung wird unter anderem der Einfluss von Arbeit auf die individuelle Gesundheit betrachtet. So kommt Sabine Flick (2019, S. 36 ff.) zu dem Ergebnis, dass ausgebildete Psychotherapeut*innen krankmachende Arbeitsbedingungen in Therapiegesprächen häufig nicht als solche erkennen und infolge dessen als ein persönliches Leid deuten. Heike Ohlbrecht (2021, S. 190) geht von einer engen Verbindung zwischen der Erwerbsarbeit und der individuellen, aber auch gesamtgesellschaftlichen Gesundheit aus. Es wird betont, dass Arbeit nicht nur das Potential hat pathogen zu wirken, sondern auch salutogene Folgen haben kann. Erwerbsarbeit ist in erster Linie das zentrale Instrument der Lebenssicherung, sie wirkt identitätsstiftend, interaktionsfördernd und vergesellschaftend. Außerdem kann die Arbeit eine wichtige Komponente des Heilungsprozesses in Situationen akuter Erkrankungen sein, indem sie „kompensatorische und/oder stabilisierende Wirkungen [...] aufweist" (ebd., S. 202). Die Erwerbsarbeit besitzt also ein großes Potenzial gesellschaftlicher Integration, kann aber andererseits auch dafür sorgen, dass Krankheiten entstehen. Berufskrankheiten beispielsweise werden durch die Arbeit an sich verursacht. Häufiger treten jedoch Korrelationen zwischen bestimmten Krankheiten und pathogenen Arbeitsbedingungen auf. Die Arbeit verursacht also nicht direkt eine Krankheit, hat aber Einfluss auf ihre Entstehung und/oder ihren Verlauf (ebd., S. 201).

Die Verdichtung von Arbeit, die Arbeitsintensität, Zeitdruck und Phänomene wie die Entgrenzung der Arbeit sind heutzutage mit Krankheitserscheinungen verknüpft. In der spätmodernen Arbeitswelt handelt es sich dabei in erster Linie um psychische Beschwerden (ebd., S. 202 f.). Die erhobenen Daten deuten darauf hin, dass im Zuge der Corona-Pandemie – vor allem im Winter 2020/2021 – die Arbeitsbelastungen für das Pflegepersonal deutlich zugenommen haben. Alle Befragten haben zwischenzeitlich auf Corona-Stationen gearbeitet und berichten davon, dass die neue Arbeitsumgebung herausfordernd sei. Das liegt zum einen daran, dass die Station gewechselt wurde, man also in ein ungewohntes Arbeitsumfeld kommt, aber auch an den neuen Kolleg*innen, Schutzvorkehrungen und Aufgaben, die gestellt werden.

Daneben ist die Situation selbst mit erhöhter Ansteckungsgefahr, psychischen Belastungen durch Konfrontationen mit sterbenden Patient*innen, Kündigungen von Kolleg*innen, denen der Beruf zu stressig geworden ist und verringerter Planbarkeit durch stetige Änderungen im Schichtplan belastend für Pflegekräfte.

> „vom arbeiten her war es für mich psychisch (2) anstrengender:, weil durch die ganzen Intubationen, die Todesfälle (1) was man so erlebt hat das hat mich schon sehr geprägt sehr (2) auch teilweise nachdenklicher gestimmt dem Ganzen gegenüber" (weibliche Pflegekraft Ost).

Ohne die tiefergehende Analyse, die mit einer Betrachtung der ursächlichen Umstände, den damit einhergehenden Handlungsstrategien und den Konsequenzen einhergeht, lässt sich – bereits rein deskriptiv – eine Zunahme der Arbeitsbelastungen feststellen, weil sowohl die Intensität der Arbeit zugenommen hat, als auch eine Entgrenzung von Arbeit stattfindet. Die Intensität nimmt durch den erhöhten Arbeitsaufwand und die psychische Mehrbelastung zu, die Entgrenzung durch den Umstand, dass Pflegekräfte häufig kurzfristig einspringen müssen, um Lücken zu schließen und sich gedanklich auch nach Dienstschluss noch mit der Arbeit beschäftigen.

> „auch diese Dauerbelastung halt auf Dauer immer zu wissen jetzt gleich kann wieder n Anruf kommen ich kann gleich wieder auf Arbeit erscheinen" (männliche Pflegekraft Ost).

> „Also es ist schon häufig so, dass man irgendwie solche Sachen mit nach Hause nimmt, also ich erzähl [Name Freund] schon, oder hab jetzt schon häufig was erzählt" (weibliche Pflegekraft West).

In direkter Verbindung mit den erhöhten Arbeitsbelastungen steht ein quantitatives Defizit an Personal, das von den Befragten bemängelt wird. Arbeitsbelastungen und Personalmangel stehen in einem wechselseitigen Abhängigkeitsverhältnis zueinander. Aufgrund der hohen Belastungen und den generell eher schlechten Arbeitsbedingungen fangen weniger junge Menschen eine Ausbildung in der Pflege an und gleichzeitig verlassen viele gelernte Pflegekräfte den Beruf, da sie mit den Arbeitsbedingungen unzufrieden sind oder die Belastungen nicht mehr aushalten.

> „viele Kolleginnen ham gesagt hier halt ichs nicht mehr aus die Arbeitsbelastung ist einfach physisch und psychisch für mich zu sehr belastend so dass ich gehe" (männliche Pflegekraft Ost).

Auf der anderen Seite steigt natürlich der Arbeitsaufwand für die verbleibenden Pflegkräfte, die diesen Personalmangel auffangen müssen.

> „Also als Krankenpfleger haste echt die Zeit im Nacken, ne und da ist es wichtig, dass man versucht so weit wie möglich ehm Zeit zu sparen damit man weiter vorankommt" (männliche Pflegekraft West).

4.2 Ursächliche Bedingungen der Arbeitsbelastungen

> „Also dafür ist es einfach schon zu lange so, die Probleme sind bekannt, es werden ja immer noch Sachen versprochen, die dann nicht gehalten werden" (Weibliche Pflegekraft West).

Anhand der empirischen Daten lassen sich zwei maßgebliche Bedingungen herausarbeiten: 1) ein generelles Dilemma, in dem sich moderne Krankenhäuser befinden, einerseits Menschen angemessen zu versorgen und andererseits ein profitables Unternehmen zu sein.,2) die Ausnahmesituation, die die Covid-19-Pandemie darstellt, indem sie wie ein Brennglas (Dörre, 2020, S. 180) die bestehenden Problembereiche der Pflege offenlegt und weiter verstärkt.

4.2.1 Systemkonflikt

> „Weil dann kommen die ganzen „oberen Schichten" oder sozusagen die Leute die nur die Akten gucken. Die sehen ah der Patient hätte schon längst entlassen werden können, warum ist der noch nen Tag länger hier, das ist Geld was wir nicht kriegen" (männliche Pflegekraft West).

In den Daten, wie auch in anderen empirischen Studien (Becker, 2014; Becker et al., 2016), zeigt sich eine Verschiebung von einer ganzheitlichen Pflege, hin zu einer warenförmigen Pflege, in der der Mensch als standardisiertes Arbeitsobjekt wahrgenommen wird. Becker (2014, S. 44 ff.) beobachtet, dass ökonomisch rationalisierte Krankenhäuser von Verschlankung, Kommodifizierung und Externalisierung betroffen sind. Daraus folgt eine generelle Verschlechterung der Arbeitsbedingungen, die mit Arbeitsverdichtung und einer Diskrepanz der Anforderungen und den eigenen Ansprüchen einhergeht, was insgesamt zu Frustration und Unzufriedenheit führt (Abschn. 4.4.1).

> „wir waren völlig voll mit Patient*innen und haben dann noch elf Leute gekriegt [...] die standen halt so alle teilweise zu sieben zu acht gleichzeitig (1) vorne vor unserem Dienstzimmer auf engstem Raum, ehhm (2) weil wir die Fälle noch reinkriegen wollten weil wir sozusagen noch DRGs abrechnen wollten damit unser Haus noch Geld verdient“ (männliche Pflegekraft Ost).

Im Folgenden soll eine kurze theoretische Einordnung der empirischen Erkenntnisse stattfinden, die vornehmlich aus einer systemtheoretischen Perspektive (Luhmann, 1974, 2005) vorgenommen wird.[2]

Luhmann beschreibt die moderne Gesellschaft als funktional differenziert. Systeme sind in dieser Theorie interdependente Relationen zwischen Elementen, die sich von ihrer Umwelt abgrenzen. Die Funktion der Systeme ist die Reduktion von Komplexität, da sich Systeme nur auf sich selbst beziehen und nach ihrer eigenen Logik operieren können. Unterschieden wird dabei zwischen psychischen Systemen (bspw. Menschen) und sozialen Systemen, die ihrerseits in Interaktions-, Organisations- und Gesellschaftssysteme unterteilt werden. Soziale Systeme bestehen aus und reproduzieren sich über Kommunikation (Schroer, 2017, S. 278 ff.).

Damit sich ein gesellschaftliches Teilsystem ausbildet, müssen mindestens zwei Kriterien erfüllt sein: 1) muss das System eine Funktion haben, die kein anderes System hat, 2) muss das System eine binäre Codierung entwickeln, die als Leitdifferenz für weitere Kommunikation dient. Der medizinische Code krank/gesund zeichnet sich dabei als besonders aus, da eine „Gegenläufigkeit von Codierung und Teleologie [besteht]“ (Luhmann, 2005, S. 181). Denn im medizinischen System ist nur der, eigentlich negative, Codewert „krank“ kommunikativ

[2] Ein anderer theoretischer Zugang bietet sich, indem man die Pflege als soziales Feld (Schroeter, 2016, S. 408 ff.) begreift, das immer weiter durch ökonomische Rationalitäten beschnitten wird (Bourdieu, 1998, 114 ff.).

anschlussfähig. Insofern ist die Medizin ein System, das mit Krankheiten umgehen muss (nicht mit Gesundheit). Eine weitere Besonderheit besteht im Zeitbezug von Krankheit, denn „[...] die Krankheit [ist] schlicht und nur: aktuell. Sie bringt alle Zeitordnungen durcheinander“ (ebd., S. 182).[3]

Neben der Krankheit hat auch das soziale Teilsystem der Wirtschaft ein besonderes Zeitverhältnis, da es als einziges System Zeit strukturiert (Luhmann, 1974, S. 206 f.). Das Geld nimmt im Wirtschaftssystem die Rolle eines generalisierten Kommunikationsmediums ein, da es erfolgreiche Kommunikation wahrscheinlicher macht. Daraus folgt jedoch, dass sich Krisen des Wirtschaftssystems in Krisen des Geldmechanismus niederschlagen, deren Lösung häufig im politischen System stattfindet. Die Politik übernimmt so die Kontrolle der Problemlösung, verliert jedoch die Kontrolle über die Problemstellung, was ein Indiz für eine Verschiebung vom politischen zum wirtschaftlichen Primat in der modernen Gesellschaft ist (ebd., S. 210 ff.).

Auf der empirischen Ebene lässt sich folgendes festhalten: Die Interviewten sind psychische Systeme, die in das Organisationssystem des Krankenhauses via Mitgliedschaft (Luhmann, 1999, S. 39 ff.) eingebunden sind. Das Krankenhaus bewegt sich zwischen medizinischen und wirtschaftlichen Leitdifferenzen, wie das Datenmaterial und bisherige Forschung (Becker, 2014; Becker et al., 2016) zeigen. Es muss also nach dem medizinischen Code gesund/krank beobachten, beobachtet aber gleichzeitig auch nach dem Code Zahlen/Nicht-Zahlen, also durch (Nicht-)Behandlungen möglichst effizient zu wirtschaften. Da es sich bei sozialen Systemen um autonome Systeme handelt (Luhmann, 1974, S. 210), kann das Krankenhaus nach diesen unterschiedlichen Codes operieren, indem es im Zweifel den einen bevorzugt behandelt. Die unterschiedlichen Codes werden erst für die psychischen Systeme zu wahrgenommenen Problemen, die sich widersprüchlichen und in ihren Augen unmoralischen Anforderungen ausgesetzt sehen. Und obwohl psychische und soziale Systeme operativ geschlossen, also autonom, sind, können sie sich dennoch irritieren, da sie nicht voneinander unabhängig, also autark sind (Schroer, 2017, S. 298 f.).[4] Dieser Umstand äußert sich auch in einem Zeitkonflikt. Wie bereits dargelegt, strukturiert das Wirtschaftssystem die Zeit, was sich direkt auf die Arbeit der Pflegenden auswirkt, da diese

---

[3] Für intensivpflichtige COVID-Patient*innen scheint dies ganz besonders zu gelten. Chronische Erkrankungen greifen im Gegensatz dazu stärker in „Zukunftshorizonte und Lebensstrukturen“ (Ohlbrecht, 2006, S. 99) ein.

[4] Siehe Nassehi (2008, S. 145 ff.) und Rosa (2016, S. 300 f.) für eine ausführliche Argumentation darüber, wie sich Prozesse der Zeitverknappung in sozialen Systemen auf psychische Systeme auswirken und wie diese theoretisch rekonstruiert werden können.

ihre Arbeit nach ökonomisch effizienten Vorgaben verrichten müssen, wodurch Tätigkeiten, die medizinisch sinnvoll, aber nicht profitabel sind, wegfallen. Auf der anderen Seite beeinflusst die akute Krankheit (Corona ganz besonders) ihrerseits ebenfalls Zeitstrukturen. Es prallen also unterschiedliche zeitliche Logiken aufeinander: das Jetzt der Krankheit und die Rentabilität der Zukunft. Der daraus folgende Konflikt äußert sich in Frustration und Stress bei den Befragten und eben nicht in einem Kollaps des sozialen Systems, da es ja funktioniert, in dem Sinne, dass es bestehen bleibt und die daraus resultierenden professionellen und moralischen Widersprüche vom Personal getragen werden.[5]

4.2.2 Der Pfad der Pflege in der Pandemie

In der Prozesssoziologie gibt es drei zentrale Konzepte: Pfade, Mechanismen und Events. Insgesamt versucht die Soziologie sozialer Prozesse, soziale Entwicklungen unter Berücksichtigung historischer und temporaler Kontexte zu erklären (Schützeichel, 2015, S. 87 ff.). Aus den erhobenen Daten zeichnet sich ein Pfadmodell zur Erklärung der Entwicklung der Arbeitsbelastungen ab.

Eine grundlegende Annahme über Pfadentwicklungen ist, dass eingeschlagene Pfade bestimmte Handlungen bzw. Selektionen wahrscheinlicher machen und andere unwahrscheinlicher. Die wichtigsten Merkmale der Pfadtheorien lauten: Unvorhersagbarkeit, Nonergodizität, Inflexibilität und Ineffizienz. Mit Unvorhersagbarkeit ist gemeint, dass sich das Endergebnis von Pfaden nicht vorherbestimmen lässt. Der Begriff der Nonergodizität zielt darauf ab, dass in einem eingeschlagenen Pfad auch kleine Ereignisse große Wirkung haben können. Mit Inflexibilität ist eine erhöhte Unwahrscheinlichkeit von Pfadabweichungen gemeint und Ineffizienz zielt darauf ab, dass die Endergebnisse von Pfadabhängigkeiten nicht zwingend positiv sind (ebd., S. 93 ff.).

Aus den erhobenen Daten ergibt sich ein Pfadmodell, in dem der Covid-Pandemie eine zentrale Rolle zukommt, da sie als verstärkender Mechanismus ausgemacht wird. Der Konflikt zwischen wirtschaftlichen Interessen und ganzheitlicher Pflege wurde bereits weiter oben dargestellt. Aus dieser Konstellation heraus werden bestimmte Selektionen wahrscheinlicher als andere. In erster Linie solche, die das Krankenhaus unter ökonomischen Aspekten effizienter werden lassen. Durch den unerwarteten Ausbruch der Pandemie, droht dem auf Effizienz getrimmten Krankenhaus der Kollaps, dem jedoch wiederum durch ökonomische

[5] Dass Krankenhäuser – mit Abwehr, statt Anpassung – auf neoliberal motivierte Leistungsvergleiche, im Unterschied zu anderen Organisationstypen, reagieren, konnte Dorn (2019) nachweisen. Auch diese Erkenntnis zeigt, dass Krankenhäuser nur sehr bedingt zur Ökonomisierung geeignet sind.

Entscheidungen begegnet wird, da eingeschlagene Pfade „eine gewisse Resilienz gegenüber Veränderungen und Anpassungsprozessen entwickeln" (ebd., S. 96).

> „Genau, und ehhm führt dazu dass natürlich unser Haus jetzt mittlerweile versucht ehh (1) irgendwie noch Lösungen zu finden wie mans schaffen kann: [...] sie überlegen jetzt ob sie für 2021 den Urlaub aller Pflegekräfte canceln, damit ehh man überhaupt noch irgendwas abdecken kann" (männliche Pflegekraft Ost).

An diesem Zitat werden bereits zwei, der bereits aufgeführten Merkmale von Pfaden deutlich, die zum einen andeuten, dass es sich um eine Pfadabhängigkeit handelt und andererseits die Richtung des Pfades markieren. Die Idee den Urlaub zu sperren, um den Bedarf zu decken, reiht sich in die ökonomische Rationalisierung des Krankenhauses ein (Inflexibilität) und ist aber gleichzeitig in Bezug auf die Pflege höchst unwirksam, da es die Belastungen und Unzufriedenheit erhöht (Ineffizienz). Die anderen beiden Merkmale für Pfadmodelle, Unvorhersagbarkeit und Nonergodizität treffen zumindest teilweise ebenfalls zu. Unvorhersehbar waren weniger die Probleme, die sich während der Pandemie verschärft haben, sondern eine globale Bedrohung in Form eines Virus[6], deren Konsequenz ein drohender Kollaps des Gesundheitssystems ist (Priesmann et. al., 2021, S. 4 f.).

Die Nonergodizität von Pfaden scheint auf den ersten Blick durch den Ausbruch der Pandemie, die ja ein enormes Ereignis darstellt, nicht gegeben zu sein. Allerdings deuten sich im Datenmaterial auch kleinere Ereignisse an, die in der Summe die Gesamtsituation beeinflussen. Dazu zählen beispielsweise mangelndes Mitspracherecht, Frustration durch das Nicht-Einhalten von Absprachen, erhöhter Arbeitsaufwand bei gleichbleibender Personalanzahl und erhöhte Personalwechsel. Die genannten Aspekte stehen alle im Zusammenhang mit einem Krankenhaus, das dem Pfad einer wirtschaftlichen Verwertungslogik folgt. Zu einer ähnlichen, gesamtgesellschaftlichen Diagnose kommt Lessenich (2020), indem er den priorisierten Gesundheitsschutz der Bevölkerung als „Ausdruck [...] der kapitalistischen Logik staatlicher Intervention" (ebd., S. 222), klassifiziert.

Aus Sicht der Pflege muss Wolf und Molzberger (2020) also widersprochen werden, die das Krankenhaus als *„anpassungsfähiges Netzwerk* [Herv. im Original]" (S. 150) beschreiben, in dem sich ökonomische Zugzwänge zumindest temporär auflösen. Dieser Widerspruch mag dem Umstand geschuldet sein, dass die Daten der Autoren aus Expert*inneninterviews mit zwei Ärzt*innen stammen und die Perspektive der medizinischen Pflege somit nicht im Fokus stand.

[6] Auch wenn es bereits seit längerer Zeit Warnungen vor Viruserkrankungen, ausgelöst durch Zoonosen, gegeben hat (Taylor et. al., 2001, S. 987).

Für die Pflege scheint es eher so zu sein, dass die Institution des Krankenhauses ihren Pfad beibehält und sich nur teilweise an die sich stark veränderte Umwelt anpasst.

Dass die SARS-CoV-2 Pandemie ein historisches Ereignis darstellt, dürfte – zumindest für die wohlhabenden Weltregionen – unbestritten sein. Ob sich jedoch langfristige Änderungen in der medizinischen Pflege ergeben werden, ist zu diesem Zeitpunkt noch nicht abzusehen. Die Antwort darauf, ob Corona als ein historisches Ereignis (Sewell, 1996) für die medizinische Pflege gelten kann, wird sich also erst in zukünftigen Untersuchungen beantworten lassen.[7] Ebenso bleibt abzuwarten, ob sich die Pandemie eher gegenteilig, nämlich in Form „positiver Rückkopplung“ (Schützeichel, 2015, S. 98) des bisher gefolgten Pfades, entwickelt und diesen dadurch weiter zementiert. Diese Befürchtung wurde zumindest in einem Interview geäußert.

> „ja irgendwie habt ihr das ja jetzt mit höchster ehhhh Arbeitsbelastung ja doch irgendwie ausgehalten, eh da können wir doch jetzt erstmal das weitermachen es wird doch schon irgendwann besser werden“ (männliche Pflegekraft Ost).

Im Krankenhaus prallen also unterschiedliche kommunikative Operations- und Zeitlogiken – die medizinische und die wirtschaftliche – aufeinander, was sich in einem Konflikt der Arbeitsanforderungen in der Pflege ausdrückt. Die Entwicklung der strategischen Operationen des Krankenhauses folgen jedoch dem Pfad marktzentrierter Logik, also dem Primat des gesellschaftlichen Teilsystems der Wirtschaft, was bereits an anderer Stelle festgestellt wurde (Becker, 2014; Becker et al., 2016; Kälble & Borgetto, 2016) und wodurch sich bereits schon vor dem Ausbruch von Covid-19 konkrete Probleme im Arbeitsalltag ergeben und eine Pfadabhängigkeit eingestellt haben. Die Pandemie wirkt nun wie ein Brennglas auf die ökonomisierte Organisation, indem die Arbeitsbelastungen weiter verstärkt werden oder etablierte Prozesse und Strukturen zeitweise ausgesetzt werden. Da sich das Krankenhaus jedoch schon auf dem eingeschlagenen Pfad der kapitalistischen Wettbewerbsorientierung befindet, kann sie nur mit eben solchen Mitteln reagieren.

---

[7] Unterschiedliche Deutungen hinsichtlich der gesamtgesellschaftlichen Veränderungskraft der Corona-Pandemie liefern Lessenich (2020), der nicht von einem – durch die Pandemie verursachten – Epochenbruch ausgeht und Rosa (2020), der im „Auftreten des Virus [die Möglichkeit für] einen politisch-sozialen Wendepunkt“ (ebd., S. 203) sieht.

4.3 Handlungsstrategien

> „Du gibst dein Bestes, arbeitest immer also es gab Zeiten da hab ich, ich hab glaub ich in zwei Jahren fünfmal Pause gemacht. Die sind ja eigentlich auch gesetzlich vorgeschrieben, aber wie willst du die einhalten? Wenns nicht geht, dann geht's nicht. Du kannst ja nicht sagen, joa ist ja schön dass Sie jetzt gerade Herzschmerzen haben, aber ich würde jetzt gern in mein Butterbrot beißen“ (weibliche Pflegekraft West).

Im Umgang mit den erhöhten Arbeitsbelastungen hat sich eine Handlungsstrategie als zentral erwiesen: die Abweichung von den offiziellen Regeln, häufig zu Lasten der Qualität der Pflege und der Zufriedenheit mit der eigenen Arbeit.

In der Forschung ist das Phänomen der Regelverstöße in Unternehmen, Vereinen, Verwaltungen und anderen Organisationsformen bestens bekannt (Bensman & Gerver, 1963; Kühl, 2011, 2020; Luhmann, 1999; Tacke, 2010) und wird unter verschiedenen Begriffen geführt (Kühl, 2020, S. 28). In der vorliegenden Arbeit wird sich am Begriff der „Brauchbaren Illegalität“ von Niklas Luhmann (1999, S. 304 ff.) orientiert.

Im soziologischen Sinne können „Organisationen als Sozialsysteme, die aus Entscheidungen bestehen und sich in der Verknüpfung ihrer Entscheidungen reproduzieren […]“ (Tacke, 2010, S. 348) verstanden werden. Organisationen in diesem Verständnis sind ein Phänomen moderner Gesellschaften, dessen zentrale Merkmale Mitgliedschaft, Zweck und Hierarchie sind (Kühl, 2011, S. 15 ff.). Mit dem Eintritt in eine Organisation, erkennt das neue Mitglied die formalen Erwartungen der Organisation an. Dadurch bekommt das Sozialsystem eine wahrnehmbare Grenze zu seiner Umwelt. Nahezu jede Organisation verfolgt Zwecke, die in manchen Fällen konkreter (z. B. „Profitmaximierung“) und in anderen Fällen abstrakter (z. B. „Steigerung des Gemeinwohls“) formuliert sein können. Ebenso ist die Hierarchie in nahezu allen Organisationen ein strukturbildendes Prinzip, auch wenn sich der Grad der Hierarchie auf einem Kontinuum bewegt. Zentral für alle drei Merkmale – Mitgliedschaft, Zweck, Hierarchie – ist, dass die Organisationen autonom über sie entscheiden können (ebd., S. 19).

Dass ein Krankenhaus eine Organisation im soziologischen Verständnis ist, liegt auf der Hand. Sowohl die Entscheidung in einem Krankenhaus zu arbeiten oder sich behandeln zu lassen, beruhen (in den meisten Fällen) auf freiwilligen Entscheidungen. Der offensichtliche Zweck eines Krankenhauses ist es, Menschen zu heilen. Unbestritten ist ebenfalls, dass daneben weitere Zwecke verfolgt werden. Außerdem besteht im Krankenhaus typischerweise eine strenge Hierarchie.

Neben der formalen Seite der Organisation gibt es jedoch auch eine informale. Diese Seite beginnt dort, wo bestimmte Handlungen „formell nicht erwartet werden (können) […] und [somit] offiziell im System unbeobachtet bleiben“

(Tacke, 2010, S. 352). Die informale Seite gilt dabei als Teilsystem des gesamten Sozialsystems und hat dementsprechend auch Funktionen für die Organisation. Diese reichen von Klatsch und Tratsch, über den Umgang mit widersprüchlichen Anforderungen, bis zum regelwidrigen, aber dennoch nützlichen Verhalten, der „brauchbaren Illegalität“ (ebd.).

Das nützliche, aber illegale Verhalten resultiert aus einem Dilemma, in dem sich Organisationen in komplexen Gesellschaften befinden. Einerseits benötigen Organisationen eine einheitliche und widerspruchsfreie Formalstruktur, da diese ja nur auf diese Weise glaubhaft von den Organisationsmitgliedern anerkannt werden kann. Andererseits haben Organisationen es mit einer widersprüchlichen und anspruchsvollen Umwelt zu tun, so dass die Organisation zwangsläufig in Situationen kommt, in denen es nicht die eine „richtige“ Entscheidung geben kann (Kühl, 2020, 32 ff.). So kommt es auch, dass „[d]ie Möglichkeit der Verletzung der formalen Ordnung […] geradezu Bedingung der Funktionsfähigkeit von Organisationen in einer widersprüchlichen Ordnung ist“ (ebd., S. 35).

Bei der Untersuchung solcher nützlicher Regelabweichungen „müssen wir die Augen zunächst an ein gewisses Zwielicht gewöhnen“ (Luhmann, 1999, S. 304). Das liegt vor allem daran, dass in vielen Fällen eine eindeutige Bestimmung zwischen formalen und illegalen Handlungen schwierig ist (Kühl, 2020, S. 37 f.). Zentral für die „brauchbare Illegalität“ ist, dass es sich um eine tolerierte Abweichung von offiziellen Regeln der Organisation oder sogar Gesetzesbrüchen handelt, die für die Organisation jedoch in irgendeiner Form von Nutzen sind.

Neben den Regelverletzungen, die der Organisation Vorteile verschaffen, gibt es jedoch auch solche, die für die Organisation keinen direkten Nutzen haben, aber mitunter nützlich für die Organisationsmitglieder selbst sind. Diese Form der Regelabweichung wird als „unbrauchbare Illegalität“ beschrieben. Auch wenn die Unterscheidung zwischen unbrauchbarer und brauchbarer Illegalität an vielen Stellen nicht eindeutig ist, da regelwidriges Verhalten häufig der Organisation und ihren Mitgliedern dienlich ist. Abweichungen von denen die Organisation in der Regel nicht profitiert sind beispielsweise Unterschlagung und Korruption. Faktisch werden aber auch solche Abweichungen häufig – bis zu einem gewissen Grad – toleriert, da sie motivierend wirken können und in der Lage sind die Loyalität gegenüber der Organisation zu steigern (Kühl, 2020, S. 65 ff.). Es gibt also auch Handlungen, die auf den ersten Blick wie „unbrauchbare Illegalität“ wirken, auf den zweiten Blick jedoch erkennen lassen, dass sie durchaus vorteilhaft für die Organisation wirken können. Letztens Endes entpuppt sich also auch die „unbrauchbare“ häufig als „brauchbare Illegalität“.

In dieser Arbeit wird „unbrauchbare Illegalität“ anders konzeptualisiert. Aus den erhobenen Daten hat sich ergeben, dass eine gängige Praxis in der täglichen

Pflegearbeit, die Verletzung von krankenhausinternen Regeln und teilweise sogar von Gesetzen ist.

> „[...] das Arbeiten was wir dort vor Ort machen ist kein menschenwürdiges Arbeiten mehr [...] also (3) den Patienten also wir wir machen eigentlich bloß noch Schadensbegrenzung, und das den ganzen Tag also ich würde, 100 pro (1) davon ausgehen dass wir erstens mehrere Gesetze jeden Tag brechen“ (männliche Pflegekraft Ost).

Unter diesen Regelverletzungen leiden die Patient*innen, die Pfleger*innen und somit auch das Krankenhaus selbst, da es auf beiden Seiten unzufriedene Subjekte hervorbringt, das Infektionsrisiko steigert und teilweise zu schweren Fehlern führt (Abschn. 4.4.2).

Der einzige Nutzen für das Krankenhaus besteht darin, dass alle Patient*innen gerade ausreichend versorgt werden und so wirtschaftlich effizienter gearbeitet wird, der eigentliche Zweck des Krankenhauses – die Versorgung und Heilung von Kranken – leidet jedoch darunter. „Unbrauchbare Illegalität“ in diesem Zusammenhang ist also wörtlich zu verstehen, als Regelabweichung, die weder für den eigentlichen Zweck der Organisation, noch die Mitglieder oder die Umwelt der Organisation von Nutzen sind, aber dennoch ein strukturelles Erfordernis sind, da die widersprüchlichen Anforderungen ansonsten nicht erfüllt werden. Sie sichert lediglich den Bestand der Organisation. Inwiefern diese Form der wortwörtlich „unbrauchbaren Illegalität“ in anderen Organisationen zu finden ist und ob dieses Konzept, das von Kühl (2020, S. 65 ff.) vorgeschlagene, ersetzen kann, ist eine Aufgabe für weitere empirische Forschung.

4.4 Konsequenzen

4.4.1 Anstieg pathogener und Abschwächung salutogener Faktoren

> „[...] in der Zwischenzeit in der Sommerzeit eh verließen viele Kolleg*innen auf Grund der hohen Arbeitsbelastung auch weiterhin das Krankenhaus (2) [...] ehm viele Kolleginnen ham gesagt hier halt ichs nicht mehr aus die Arbeitsbelastung ist einfach physisch und psychisch für mich zu sehr belastend so dass ich gehe“ (männliche Pflegekraft Ost).

Dass Arbeit sowohl gesundheitsfördernde als auch gesundheitlich belastende Auswirkungen haben kann, wurde bereits in Abschn. 4.1 behandelt (Ohlbrecht, 2021, S. 190). Als Konsequenz der erhöhten Arbeitsbelastungen während der Pandemie, haben die negativen Arbeitserlebnisse zugenommen, wohingegen positive

Elemente abgenommen, bzw. sich in andere Lebensbereiche verschoben haben. Dieser Umstand führt zu Frustration, Unzufriedenheit, internen Konflikten und der Tatsache, dass ein Berufswechsel für viele Pflegekräfte scheinbar vorstellbar ist. Dieser Erkenntnis soll im Folgenden mit zwei theoretischen Modellen begegnet werden, anhand derer sich die Befunde einordnen lassen.

Das Anforderungs-Kontroll-Modell von (Karasek & Theorell, 1999) nimmt die Arbeitssituation in den Blick, wohingegen das Modell beruflicher Gratifikationskrisen von Siegrist et al. (2004) neben den konkreten Arbeitsplatzbedingungen auch die Umgangsstrategien von Arbeitenden berücksichtigt.[8] Im Anforderungs-Kontroll-Modell werden die Anforderungen an Arbeiter*innen und deren berufliche Autonomie im Verhältnis zueinander beobachtet. Es wird konstatiert, dass Situationen, in denen hohe physische und psychische Anforderungen, mit einer geringen Entscheidungsautonomie gekoppelt sind, ein besonders hohes Risiko für stressbezogene Krankheiten bergen. Das Modell beruflicher Gratifikationskrisen setzt die Arbeitsleistung ins Verhältnis zu den verschiedenen Formen der Entlohnung (monetär, sozial). Gesundheitliche Risiken und Stressreaktionen werden in Verhältnissen vermutet, in denen ein Ungleichgewicht zwischen der erbrachten Leistung und der erwiderten Entlohnung wahrgenommen wird (Siegrist & Dragano, 2006, S. 114 ff.).

Aus dem Interviewmaterial lassen sich Indizien für die Risikofälle beider Modelle beobachten. Pflegekräfte sehen sich hohen Anforderungen ausgesetzt, haben dabei aber relativ wenig Spielraum, um ihre Arbeit frei zu gestalten.[9]

> „[…] ich finde man hat ein viel zu: geringes Mitspracherecht (1) das belastet mich auch ganz stark“ (männliche Pflegekraft Ost).

Während der Pandemie hat sich dieser Umstand zwar verstärkt, die Entwicklung dorthin hat aber bereits zu einem früheren Zeitpunkt eingesetzt (Abschn. 4.2). Genau diese Konstellation – zwischen hohen Anforderungen und geringer Autonomie – ist es, die im Anforderungs-Kontroll-Modell als besonders prekär angesehen wird.

Die Anforderungen an die Pflegekräfte sind über die Zeit gewachsen, die Entscheidungsfreiheiten haben aber nicht zugenommen, im Gegenteil. Die quantitative Verdichtung der Arbeit führt zu einer Abnahme der Autonomie, da die

---

[8] Beide Modelle verhalten sich mit ihren unterschiedlichen Perspektiven komplementär zueinander und werden üblicherweise in der quantitativ-empirischen Forschung angewendet.

[9] Ein solcher Autonomieverlust lässt sich Kälble und Borgetto (2016, S. 388 f.) zufolge auch bei Ärzt*innen beobachten.

Aufgaben so eng getaktet sind, dass keine Möglichkeit besteht Fälle zu priorisieren. Diese Stress-Situation resultiert in Frustration und Unzufriedenheit bei den befragten Pflegekräften.

> „[...] ich kann das mit meinem Gewissen nicht vereinbaren die Patienten dann da so liegen zu lassen [...] Ja, ich weiß nicht man geht einfach unzufrieden nach Hause wenn man sowas erlebt" (weibliche Pflegekraft West).

Neben der prekären Anforderungs-Kontroll-Situation, die im Pflegealltag zu bestehen scheint, existiert ebenfalls eine wahrgenommene Dysbalance zwischen den Arbeitsleistungen der Befragten und der monetären und sozialen Anerkennung, die sie dafür im Gegenzug erhalten. Die Befragten sehen die monetäre Entlohnung vor dem Hintergrund der enormen Belastungen während der Pandemie als besonders gering an.

> „Aber auf den normalen Stationen das ist schon irgendwie ne Frechheit. Nach der Ausbildung fand ichs erstmal ok so für das Geld zu arbeiten, aber wenn ich jetzt im Nachhinein drüber nachdenke, dann ehm frag ich mich ich hab ja nie Pausen gemacht usw. und teilweise hast du dir nichtmal die Zeit genommen das noch aufzuschreiben, weil du einfach nur noch nach Hause wolltest und im Grunde hast du dem Unternehmen so viel Kohle geschenkt" (weibliche Pflegekraft West).

Vor allem, da sie die Bezahlung auch vor der Pandemie als zu gering eingeschätzt haben. Das Defizit sozialer Anerkennung besteht in der Wahrnehmung der Pflegekräfte sowohl innerbetrieblich als auch in der Umwelt des Krankenhauses. In diesem Sinne handelt es sich also um ein doppeltes Defizit mangelnder sozialer Wertschätzung.

> „[...] und gleichzeitig fühl ich mich nicht gehört also ich hab das Gefühl irgendwie (1) ja also, ((seufzt leise)) wir wir (2) wir geben da gerade unser Bestes, und es ist nicht gut genug (1) und eh, ja und es interessiert so oder so kenen, also ob wir das machen oder nicht alle sind irgendwie nur mit ihren eigenen Problemen beschäftigt" (männliche Pflegekraft Ost).

> „Man kriegt halt unfairerweise oft den ganzen Frust und Ärger ab, weil die Ärzte nunmal die Götter in Weiß sind, da traut sich dann niemand mehr den Mund aufzumachen, aber an der Pflegekraft kann mans halt noch ganz gut auslassen, ne" (weibliche Pflegekraft West).

Das Wertschätzungsdefizit der medizinischen Pflege setzt sich also aus mangelnder finanzieller Entlohnung und einer zweiseitig fehlenden sozialen Wertschätzung zusammen. Auf der anderen Seite sind jedoch die Arbeitsbelastungen, wie bereits mehrfach dargelegt wurde, im Zuge der Pandemie angestiegen, was natürlich auch bedeutet, dass die Arbeitsleistung zugenommen hat. Insofern hat sich das bereits vorhandene Defizit zwischen Leistung und Entlohnung in der Pandemie vergrößert, was ein weiteres Indiz für die Brennglas-These ist (Abschn. 4.2.2).

Insgesamt folgt aus der Transformation des Krankenhauses zum profitablen Betrieb und der Corona-Krise ein starker Zuwachs der Arbeitsbelastungen in der medizinischen Pflege, der in einer doppelten Integrationskrise der Pflegearbeit mündet, indem ein Ungleichgewicht zwischen Anforderungen und zugesprochener Autonomie und der erbrachten Arbeitsleistung und erwiderten Entlohnung besteht.

> „führte natürlich zu ehh, zwischendurch auch tatsächlich eh dass eh sich gegenseitig angeschrien wurde also ehh Personal also vor allen Dingen von ärztlicher und eh (1) verwaltungstechnischer Seite ehh (1) bis hin zu: Tränen und eh anderen Gefühlsausbrüchen“ (männliche Pflegekraft Ost).

Diese Defizite sorgen für ein erhöhtes Fehleraufkommen (Abschn. 4.4.2), Unzufriedenheit, Frustration, dem Wunsch nach Berufswechsel, interne Konflikte, führen aber auch zu Sorgen und psychischen Belastungen, da die Corona-Pandemie auch die eigene Gesundheit gefährdet und die hohe Sterblichkeit des Virus auch für die Pflegekräfte belastend wirkt.

> „[…] dieser negative Aspekt eh (1) dass die Menschen da wirklich so kläglich (4) dran zugrunde gehen (1) ja das find ich halt grausam, hmm, das find ich ganz schrecklich für mich selber“ (weibliche Pflegekraft Ost).

> „Ja ist schon frustrierend so, dass wird halt irgendwo billigend in Kauf genommen, dass wir uns anstecken“ (weibliche Pflegekraft West).

Kontrollverlust (Siegrist & Dragano, 2006, S. 114) wird auf zwei Ebenen erlebt: einerseits in der dargestellten doppelten Integrationskrise und andererseits im Verlust Ansteckungsrisiken steuern und einschätzen zu können.

Gleichzeitig gibt es auch Bedingungen im Pflegealltag, die auf direktem Wege Krankheiten verursachen können. So ist beispielsweise die Arbeit im Wechselschichtmodell belastend für die Pflegenden.

In der Pflege herrschen also während der Corona-Pandemie besonders prekäre Umstände, da es psycho-soziale pathogene Faktoren gibt, die sich auf die Arbeitsbelastungen zurückführen lassen, aber auch physisch-biologische pathogene Faktoren, die durch die konkreten Arbeitsbedingungen hervorgerufen werden.

Es sind jedoch nicht nur die pathogenen Einflussfaktoren, die sich verändert haben, sondern auch diejenigen, die salutogen wirken.

In der sozialwissenschaftlichen Forschung besteht Einigkeit darüber, dass Erwerbsarbeit der individuellen Sinnfindung, als Quelle des Selbstwerts, der Orientierung (Ohlbrecht & Detka, 2015, S. 15), der Selbstdarstellung und Status-Demonstration (Freier, 2018, S. 63) sowie der eigenen sozialen Platzierung (Kardorff & Ohlbrecht, 2006, S. 27) dienen kann. Wenn Arbeit mit diesen Funktionen Sinn vermittelt, produziert sie gesundheitsförderliche Potenziale für die Erwerbstätigen. Wie bereits aus den vorherigen Ausführungen ersichtlich wurde, waren einige dieser Funktionen im Tätigkeitsfeld der Pflegekräfte bereits vor der Corona-Pandemie nicht existent. Während der Pandemie gingen diese salutogenen Funktionen der Arbeit zusätzlich zurück.

Vor diesem Hintergrund stellt sich die Frage, ob im Arbeitsalltag der befragten Pflegekräfte während der Pandemie gesundheitsfördernde Potenziale dennoch erhalten geblieben sind. Die Betrachtung dieser, sei nach Ohlbrecht (2021) wichtig, da neben den Belastungsfaktoren der Arbeit dann auch die Wirkungen der als sinnhaft erlebten Momente und die durch die Arbeit generierten subjektiven Befriedigungen auf den Gesamtzusammenhang der Arbeitssituation offengelegt werden können (ebd., S. 191). In Pflegeberufen werden gesundheitsförderliche Funktionen durch die Sinnhaftigkeit der auszuübenden Tätigkeit hervorgerufen. Als eine tragende Säule des Gesundheitssystems und in Hinblick auf den demografischen Wandel und der damit einhergehenden Zunahme pflegebedürftiger Menschen, liegt die Sinnhaftigkeit der Pflegeberufe auf der Hand. Darüber hinaus gehört die Krankenpflege zu den Berufsgruppen, in denen die Personen die Bedeutsamkeit ihrer Tätigkeit direkt vor Augen haben, da direkter Kontakt zu den Menschen besteht, die gepflegt werden. Somit wird der bedeutsamste Teilaspekt der Sinnhaftigkeit unmittelbar erfahrbar gemacht (Schnell, 2018, S. 18). Diese erlebte Sinnhaftigkeit ihrer Tätigkeit bestätigen die interviewten Pflegekräfte allesamt, was insbesondere durch Aussagen wie:

> „Ich glaube am meisten helfen einem die Patienten selber dabei. Weißt du, wenn du Dankbarkeit zurück bekommst, das ist echt n mega schönes Gefühl (2) [...]" (weibliche Pflegekraft West).

deutlich wird. Die Wichtigkeit des Patientenkontakts für Pflegekräfte wird durch das Datenmaterial ebenfalls deutlich, denn dieser stellt die größte Sinnquelle ihrer Arbeit dar.

Trotz der erhöhten pandemiebedingten Arbeitsbelastung erleben die interviewten Pflegekräfte ihre Tätigkeit weithin als sinnhaft, was dafür spricht, dass diese salutogene Funktion zumindest latent erhalten geblieben ist. Denn auf der anderen Seite beeinflusst die Pandemie das sinnhafte Arbeitserleben negativ. Die Ursachen für diesen negativen Wandel sind durch die Arbeitsbedingungen gekennzeichnet, denen sie unterliegen. Bürokratische Vorgaben, Personalmangel oder Zeitknappheit hindern die Pflegekräfte daran, ihre Tätigkeit nach ihren Vorstellungen angemessen und qualitätsvoll auszuführen.

> „also ich habe das Gefühl das was wir dort machen ist eigentlich, etwas was wirklich Menschen hilft, auch wenn wir sozusagen die Zeit dafür nicht mehr haben" (männliche Pflegekraft Ost).

Damit reihen sich die Befunde der vorliegenden Arbeit in bisherige Forschungsergebnisse ein. So konstatiert Freier (2018): „Ferner kann gesellschaftlich als sinnvoll erachtete Arbeit durchaus als sinnlos erlebt werden, wenn die Tätigkeit aufgrund der Arbeitsstrukturen nicht angemessen ausführbar ist. In der Altenpflege erleben Beschäftigte ihre Tätigkeit als sinnlos, wenn sie aufgrund knapp bemessener Zeitkontingente die persönliche Ansprache und Erleichterung beschwerlicher Einschränkungen nicht verwirklichen können" (ebd., S. 71).

Auch nach Faltermaier (2018) ist es für diejenigen, die ihren Beruf mit einem sinnvollen Ziel vor Augen ausüben belastend, wenn sich die konkrete Arbeitstätigkeit aufgrund der Rahmenbedingungen nicht mehr realisieren lässt (ebd., S. 89).

Eine weitere Abschwächung dieser gesundheitsfördernden Erscheinungen der Pflegearbeit, lässt sich auf die Arbeit in (Pflege-)Teams zurückführen. Während die Zugehörigkeit zu einem solchen Team vor der Pandemie als Quelle von Arbeitsfreude wahrgenommen wurde, empfinden einige der befragten Pflegekräfte die Atmosphäre unter den Kolleg*innen als stressig. Durch die interne Umstrukturierung, die die Schaffung von Corona-Stationen erforderte, haben sich auch die Teams verändert. Dies führt dazu, dass die Pflegekräfte aus ihrem gewohnten Arbeitsumfeld, das salutogen wirkt, herausgerissen werden und gleichzeitig in ein neues geraten, in dem sie die sozialen Konventionen noch nicht einschätzen können.

> „Ende Dezember bin ich runter auf die Covid-Station gegangen (1) da wurds für mich schwierig weil ich gemerkt habe dass es eben, eh doch wichtig ist n Team zu haben wo man (1) reden kann, wo man auch kein Blatt vor den Mund nehmen muss und nicht überlegen muss was man sagen kann, und das war für mich nachher schlimm und schwer" (weibliche Pflegekraft Ost).

Durch die Abschwächung des Sinnempfindens und dem temporären Verlust der integrativen Funktion des Teams, schrumpfen die gesundheitsfördernden Aspekte der pflegerischen Tätigkeit weiter zusammen. Neben der Zunahme pathogener Faktoren, sehen sich die Pflegekräfte also auch einem Schwinden der gesundheitsförderlichen Aspekte ihrer Arbeit ausgesetzt.

Aus dem Datenmaterial geht außerdem hervor, dass in Folge der oben beschriebenen Konsequenzen, Resilienzstrategien gebildet werden, die außerhalb des Arbeitsumfeldes liegen. Wichtige Ankerpunkte sehen die Befragten in ihrem familiären Umfeld, aber auch in neu entdeckten Aktivitäten.

4.4.2 Erhöhtes Fehleraufkommen

> „[…] dass das Ganze sogar darin kulminiert dass wir mittlerweile wirklich fahrlässige Fehler machen (1) weil wir es einfach psychisch, also du du hast halt teilweise sechs sieben Aufgaben gleichzeitig im Kopf die du jetzt in diesem Augenblick machen musst […]" (männliche Pflegekraft Ost).

Obwohl es im alltäglichen Sprachgebrauch heißt, dass „Fehler menschlich sind", werden eben diese in Institutionen wie der Schule, Verwaltungs- und Organisationseinheiten häufig tabuisiert, vertuscht oder geheim gehalten. Insbesondere in der Medizin und im Kontext des Krankenhauses war die Existenz von Fehlern, gar einer Fehlerkultur, lange Zeit ein Tabu-Thema (Thomas, 2020, S. 7; Löber, 2011, S. 1). Diese Haltung basiert in erster Linie auf der Begründung, dass Fehler Ursachen von Schäden mit Folgen für Mensch, Umwelt und Kapital sein können. Aus dem erhobenen Datenmaterial geht hervor, dass die erhöhte Arbeitsbelastung (Abschn. 4.1) während der Pandemie eine potenzielle Ursache für erhöhtes bzw. vermehrtes Fehleraufkommen darstellt.

In diversen wissenschaftlichen Disziplinen wird die Existenz von Fehlern erforscht, wodurch sich bis heute eine interdisziplinäre Fehlerforschungstradition etablieren konnte, die insbesondere stark in der Arbeitspsychologie und Human-Factors-Forschung vertreten ist (Hofinger, 2008, S. 37 ff.). Die wissenschaftliche sowie praxisorientierte Beschäftigung mit Fehlern und der Patient*innensicherheit im Gesundheitswesen rückte erst um die Jahrtausendwende in den Fokus des Gesundheitswesens. Hieraus resultierte auch die Installation von Qualitäts- und

Risikomanagements in deutschen Krankenhäusern (Thomas, 2020, S. 8 f.). Aufgrund der Interdisziplinarität der Fehlerforschung lassen sich für den Fehler-Begriff unterschiedliche Definitionen (ebd., S. 61), aber auch disziplinspezifische Fehlerklassifizierungen ausmachen, die an späterer Stelle aufgegriffen werden. Daher konnte sich eine allgemeine Definition, die auch über die Grenzen der verschiedenen Fachrichtungen akzeptiert wird, bisher nicht durchsetzen (Hofinger, 2008, S. 37). In diesem Forschungskontext erschien es zunächst schwierig, eine passende Fehlerdefinition zu finden, da das erhobene Datenmaterial einerseits Hinweise auf Fehler gibt, die von den handelnden Krankenpfleger*innen ausgehen. Andererseits können durch das Datenmaterial Bezüge zu Fehlern hergestellt werden, die auf komplexere Zusammenhänge hinweisen und erst in ihrem Zusammenkommen Fehler verursachen.

> „Stell dir vor du hast am zweiten Tag nen Kollegen, der einfach mit seiner Arbeit nicht hinterher kommt und dadurch dich noch mehr belastet und du mit deiner Arbeit nicht hinterher kommst. Und dann hast du auf einmal viel zu viele Pflegepatienten und schaffst zum Ende des Diensts nicht mit deiner Arbeit fertig zu werden. Dann passieren dir Fehler […]" (männliche Pflegekraft West).

Daher haben sich zum einen jene Fehlerdefinitionen als passend erwiesen, die Fehler als eine von Menschen gemachte Begebenheit auffassen. Den Fehlerdefinitionen, die diese Auffassung einschließen, schreibt Hofinger (2008) einen gemeinsamen Kern zu, den sie wie folgt beschreibt: „Fehler sind eine Abweichung von einem als richtig angesehenen Verhalten oder von einem gewünschten Handlungsziel, das der Handelnde eigentlich hätte, ausführen bzw. erreichen können" (ebd., S. 37). Diese Definition wird vervollständigt, wenn der*die Handelnde das Wissen und Können für die richtige Handlungsausführung internalisiert hat (ebd.). Insbesondere das internalisierte Wissen der handelnden Person zur korrekten Ausführung, grenzt den Fehler vom Irrtum ab. Andererseits wird ergänzend zu diesen Fehlercharakteristika, insbesondere bei Fehlern im Krankenhauskontext darauf verwiesen, dass nicht allein die handelnde Person als einzige Ursache betrachtet werden darf (Thomas, 2020, S. 14). Vielmehr bestünden multikausale Fehlerursachen, die sich in einem Zusammenkommen der Versorgungskapazität, organisationalen Mängeln sowie des menschlichen Versagens bündeln. Letzteres kann beispielsweise durch eine hohe Arbeitsbelastung begünstigt werden (ebd., S. 15). In der Geschichte der Fehlerforschung wurde immer wieder der Versuch angestellt Fehler zu kategorisieren, sodass seither einige Fehler-Klassifikationstheorien entwickelt wurden. In der am Gesundheitswesen orientierten Fehlerforschung haben sich zwei Fehlertaxonomien durchgesetzt: Der „Beinahe-Behandlungsschaden“ einerseits sowie das „unerwünschte Ereignis“ andererseits. Sie unterscheiden sich lediglich durch die ausbleibenden Konsequenzen beim „Beinahe-Behandlungsschaden“ (ebd., S. 10). Obwohl sich Fehlerursachen je nach Auswahl der Fehlerform unterscheiden, können Fehler wie der „Beinahe Behandlungsschaden“ oder das „Unerwünschte Ereignis“ im Krankenhauskontext auf einige zentrale fehlerbegünstigenden Ursachen zurückgeführt werden. Diese sind sogenannte systemische Kontextfaktoren im Krankenhaus, Managementfaktoren, Triggerfaktoren und Individualfaktoren (Löber, 2011, S. 138). So können individuelle Faktoren u. a. auf der psychologischen und biologischen Fehlerebene liegen. Hier kann beispielsweise Müdigkeit und/oder Überforderung zu Wahrnehmungs- und Denkfehlern führen (Hofinger, 2008, S. 51). Das Auftreten von Fehlern infolge der letztgenannten Ursache, spiegelt sich auch in den Aussagen der interviewten Pflegekräfte wider. Diese Art der Fehlerursache ist zwar an die handelnde Person gebunden, ihr unterlaufen Fehler aufgrund von Müdigkeit oder Überforderung jedoch nur, weil das Krankenhaus als Organisation diese Faktoren begünstigt.

Ergänzend zu den Fehlerursachen, lassen sich aus den Aussagen der Pflegekräfte Rückschlüsse auf den Umgang mit Fehlern im Krankenhaus während der Pandemie ziehen. Demnach bestimmt die Fehlerkultur nicht nur die Art und Weise der Fehlerbeurteilung und des Umgangs mit Fehlern. Löber (2011) bilanziert in seiner Dissertationsschrift, dass in Krankenhäusern eine destruktive Fehlerkultur herrscht, da der Umgang mit Fehlern dort durch eine, zur Fehlervermeidung wenig produktive, Straf- und Schuldkultur gekennzeichnet ist (ebd., S. 349). Diese ist u. a. durch die hierarchische Ordnung der Organisation des Krankenhauses zu begründen.

> „Aber aus irgendeinem Grund, wahrscheinlich weil es noch zu sehr Belastung ist für alle sammelt sich sone Art Frust an einem weil niemand so richtig mit seiner Arbeit hinterher kommt und dauerhaft Fehler passieren, die dann auch Ärzte bemerken, die ehm ich würde nicht sagen entladen aber weisen die Krankenpfleger immer gern n bisschen indirekter, also passiv aggressiver darauf hin, dass man das mal langsam machen sollte und das ist auch total scheiße“ (männliche Pflegekraft West).

Das vorliegende Datenmaterial zeichnet dazu ein ambivalentes Bild, das aber dennoch eher einer destruktiven Fehlerkultur entspricht. Einerseits werden Fehler, wie im obigen Zitat, individualisiert, also Schuld im Personal gesucht, nicht in den Umständen, die zu diesem Fehler geführt haben. Andererseits werden Fehler aber teilweise in Kauf genommen, ohne dass daraus produktive Konsequenzen abgeleitet werden. Es wird also von Strafen und Schuld abgesehen, jedoch auch nichts unternommen, um in Zukunft Fehler dieser Art zu vermeiden. Von einer produktiven Fehlerkultur kann also nicht die Rede sein.

> „also in Übergaben passiert es jetzt öfters das halt Leute einfach sagen, ja das passiert dass du den das vergessen hast, so aber früher wäre das nicht passiert, also dann würde auch gesagt werden das geht ja gar nicht klar dass das jetzt vergessen wurde es ist ja total schlimm so mittlerweile sind wir aber alle an dem Punkt ja gut dann haste es halt vergessen so dann müssen wir es heute besser machen so weil wir alle (1) mittlerweile das Gefühl haben das ist einfach nicht mehr schaffbar“ (männliche Pflegekraft Ost).

5 Schluss

Der hier skizzierte Forschungsstand deutet darauf hin, dass sich die Arbeitsbedingungen während der Corona-Pandemie als sehr belastend für Pflegekräfte herausgestellt haben. Insbesondere im Vergleich zur Allgemeinbevölkerung weisen Beschäftigte im Gesundheitswesen eine signifikant höhere Prävalenz psychischer Probleme auf. Als Stressoren können vor allem Sorgen um den persönlichen Schutz und den von Kolleg*innen, um die häusliche Versorgung, ethische Bedenken und überlange Arbeitszeiten angeführt werden (Krishnamoorthy et al., 2020). Einige dieser Stressoren, neben neu erkannten, konnten auch dem des Berichts zugrunde liegenden Datenmaterial entnommen werden, sodass bilanziert werden kann, dass Pflegekräfte eine vulnerable Gruppe für die psychosozialen Belastungserscheinungen der Pandemie darstellen.

In Anlehnung an systemtheoretische (Luhmann, 1974, 2005) und prozesssoziologische (Schützeichel, 2015) Überlegungen konnte herausgearbeitet werden, dass im Krankenhaus zwei unterschiedliche Zeit- und Handlungslogiken aufeinanderprallen, die sich vor allen Dingen in widersprüchlichen Anforderungen an die Pflegekräfte artikulieren. Die bestehenden Probleme der Pflege, versursacht durch den marktorientierten Weg, den die medizinische Versorgung in Krankenhäusern seit längerem beschreitet, wurden während der Corona-Pandemie offengelegt und weiter verstärkt. Hier hat die pandemische Lage wie ein Brennglas gewirkt (Dörre, 2020, S. 180). Diese Ausgangssituation hat dafür gesorgt, dass die Pflegekräfte den Personalmangel, der in der Pflege schon länger besteht, verstärkt wahrgenommen haben und damit verbunden auch spürbar höheren Arbeitsbelastungen ausgesetzt waren.

Die Pflegekräfte begegnen dieser prekären Situation mit einer Handlungsstrategie, die in diesem Bericht „unbrauchbare Illegalität“ genannt wurde, sich jedoch vom gleichnamigen Konzept von Stefan Kühl (2020, S. 67 ff.) unterscheidet.

In dieser Arbeit wird „unbrauchbare Illegalität“ als Abweichung von offiziellen Regeln oder Gesetzen verstanden, die im Unterschied zur „brauchbaren Illegalität“ (Luhmann, 1999, S. 304 ff.) jedoch nicht zweckdienlich ist, sondern nur für den Bestand des Systems sorgt. Den Belastungen wird mit unbrauchbarer Illegalität begegnet, indem Aufgaben so durchgeführt werden, dass sie gerade noch geschafft werden, aber weder dem eigentlichen Organisationszweck, noch den Pfleger*innen oder den Patient*innen nutzen.

Die Konsequenz der erhöhten Arbeitsbelastungen ist eine Zunahme der pathogenen Faktoren, eine Abnahme der salutogenen Faktoren und eine mutmaßlich höhere Fehlerquote. In Anlehnung an zwei theoretische Modelle zur Arbeitsbelastung (Karasek & Theorell, 1999; Siegrist et al., 2004) konnte herausgearbeitet werden, dass sich Pflegekräfte einer doppelten Integrationskrise ausgesetzt sehen. Einerseits indem hohe Arbeitsbelastungen auf sie zukommen, sie dabei aber relativ wenig Entscheidungsfreiraum haben und andererseits indem ein Ungleichgewicht zwischen wahrgenommener Arbeitsleistung und monetärer und sozialer Entlohnung besteht. Nichtsdestotrotz sehen die befragten Pflegekräfte ihre Arbeit als sinnhaft an, was in der Forschung (Freier, 2018; Ohlbrecht & Detka, 2015) als gesundheitsförderlicher Aspekt von Erwerbsarbeit beschrieben wird. Um mit den gesteigerten Belastungen umzugehen, verlagern sich die Resilienz strategien der Befragten auf Situationen außerhalb der Erwerbsarbeit.

Auch wenn sich die Ergebnisse dieser Untersuchung in den bisherigen Forschungsstand einreihen, ist es dennoch sinnvoll, die Limitationen und Schwächen, denen die dargelegten Erkenntnisse unterliegen, kritisch zu reflektieren: das „Theoretical Sampling“ (Suddaby, 2006, S. 634) konnte nicht vollständig umgesetzt werden. Des Weiteren resultiert aus dem erschwerten Feldzugang in der akuten Pandemie-Situation eine recht geringe Datengrundlage.

Literatur

Aksoy, Y. E., & Koçak, V. (2020). Psychological effects of nurses and midwives due to COVID-19 outbreak: The case of Turkey. *Archives of Psychiatric Nursing, 34*(5), 427–433. https://doi.org/10.1016/j.apnu.2020.07.011.

Becker, K. (2014). Von Florence Nightingale zu Adam Smith? Wenn PatientInnen zu KundInnen und Gesundheitsdienstleistungen zu Waren werden. *Zeitschrift Für Wirtschafts- Und Unternehmensethik, 15*(1), 33–52. https://doi.org/10.5771/1439-880X-2014-1-33.

Becker, K., Lenz, S., & Thiel, M. (2016). Pflegearbeit zwischen Fürsorge und Ökonomie. Längsschnittanalyse eines Klassikers der Pflegeausbildung. *Berliner Journal für Soziologie, 26*(3–4), 501–527.

Bensman, J., & Gerver, I. (1963). Crime and punishment in the factory: The function of deviancy in maintaining the social system. *American Sociological Review, 28*(4), 588. https://doi.org/10.2307/2090074.

Bourdieu, P. (1998). *Wortmeldungen im Dienste des Widerstands gegen die neoliberale Invasion. UVK Soziologie: Vol. 23* (2. Aufl.). UVK Universitätsverlag.

Brumm, D., & Elitz, E. (1969). Keine Angst vor dem Elfenbeinturm: SPIEGEL-Gespräch mit dem Frankfurter Sozialphilosophen Professer Theodor W Adorno. *DER SPIEGEL, 1969*(19), 204–209.

Deutscher Ethikrat. (2020). *Solidarität und Verantwortung in der Corona-Krise: Ad-Hoc-Empfehlung.* Berlin. Zuletzt aufgerufen April 06, 2022. https://www.ethikrat.org/fileadmin/Publikationen/Ad-hoc-Empfehlungen/deutsch/ad-hoc-empfehlung-corona-krise.pdf.

Dorn, C. (2019). When reactivity fails: The limited effects of hospital rankings. *Social Science Information, 58*(2), 327–353. https://doi.org/10.1177/0539018419848994.

Dörre, K. (2020). Die Corona-Pandemie – Eine Katastrophe mit Sprengkraft [The coronavirus pandemic – A politically explosive catastropheLa pandémie de coronavirus – Une catastrophe explosive]. *Berliner Journal für Soziologie, 1–26.* https://doi.org/10.1007/s11609-020-00416-4.

Entringer, T. M., Kröger, H., Schupp, J., Kühne, S., Liebig, S., Goebel, J., Grabka, M. M., Graeber, D., Kroh, M., Schröder, C., Seebauer, J. & Zinn, S. (2020). Psychische Krise durch Covid-19? Sorgen sinken, Einsamkeit steigt, Lebenszufriedenheit bleibt stabil. *SOEPpapers on Multidisciplinary Panel Data Research* (No. 1087). Berlin. Zuletzt aufgerufen April 06, 2022. http://hdl.handle.net/10419/222647.

Faltermaier, T. (2018). Sinnerleben von Arbeit und Gesundheit bei Frauen und Männern: Implikationen für die Betriebe und das Betriebliche Gesundheitsmanagement. In B. Badura, A. Ducki, H. Schröder, J. Klose, & M. Meyer (Hrsg), *Fehlzeiten-Report 2018: Sinn erleben – Arbeit und Gesundheit. Zahlen, Daten, Analysen aus allen Branchen der Wirtschaft* (S. 85–91). Springer. https://doi.org/10.1007/978-3-662-57388-4_7.

Flick, S. (2019). Zur Pathologisierung sozialen Leidens. Psychotherapeutische Deutungen von Arbeitsleid. *Beiheft Zum Kriminologisches Journal, 51*, 22–47.

Freier, C. (2018). Was bedeutet uns Arbeiten? In B. Badura, A. Ducki, H. Schröder, J. Klose, & M. Meyer (Hrsg.), *Fehlzeiten-Report 2018: Sinn erleben – Arbeit und Gesundheit. Zahlen, Daten, Analysen aus allen Branchen der Wirtschaft* (S. 63–75). Springer.

Glaser, B. G., & Strauss, A. L. (1967). *The discovery of grounded theory Observations.* Aldine Pub. Co.

Hofinger, G. (2008). Fehler und Unfälle. In P. Badke-Schaub, G. Hofinger, & K. Lauche (Hrsg), *Human Factors: Psychologie sicheren Handelns in Risikobranchen* (S. 36–55). Springer Medizin Verlag. https://doi.org/10.1007/978-3-540-72321-9_3.

Juan, Y., Yuanyuan, C., Qiuxiang, Y., Cong, L., Xiaofeng, L., Yundong, Z., Jing, C., Peifeng, Q., Yan, L., Xiaojiao, X., & Yujie, L. (2020). Psychological distress surveillance and related impact analysis of hospital staff during the COVID-19 epidemic in Chongqing China. *Comprehensive Psychiatry, 103*, 152198. https://doi.org/10.1016/j.comppsych.2020.152198.

Kälble, K., & Borgetto, B. (2016). Soziologie der Berufe im Gesundheitswesen. In M. Richter & K. Hurrelmann (Hrsg), *Soziologie von Gesundheit und Krankheit* (S. 383–402). Springer Fachmedien Wiesbaden. https://doi.org/10.1007/978-3-658-11010-9_26.

Karasek, R., & Theorell, T. (1999). *Healthy work: Stress, productivity, and the reconstruction of working life* [6. Dr.]. Basic Books.
von Kardorff, E., & Ohlbrecht, H. (2006). Zur Bedeutung von Arbeit für Menschen mit psychischer Krankheit. *Heilpädagogik Online*, 03/06. Zuletzt aufgerufen April 06, 2022. https://sonderpaedagoge.quibbling.de/hpo/2006/heilpaedagogik_online_0306.pdf.
Kaufmann, J.-C. (1999). *Das verstehende Interview: [Theorie und Praxis]*. Édition discours: Bd. 14. UVK, Univ.-Verl.
Krishnamoorthy, Y., Nagarajan, R., Saya, G. K., & Menon, V. (2020). Prevalence of psychological morbidities among general population, healthcare workers and COVID-19 patients amidst the COVID-19 pandemic: A systematic review and meta-analysis. *Psychiatry Research, 293*, 113382. https://doi.org/10.1016/j.psychres.2020.113382.
Kruse, J., Weber, K.-M., Dresing, T., Pehl, T., & Schmieder, C. (2015). *Qualitative Interviewforschung: Ein integrativer Ansatz* (2., überarbeitete und ergänzte Aufl.). Grundlagentexte Methoden. Beltz Juventa.
Kühl, S. (2011). *Organisationen: Eine sehr kurze Einführung* (1. Aufl.). VS Verlag. https://doi.org/10.1007/978-3-531-93185-2.
Kühl, S. (2020). *Brauchbare Illegalität: Vom Nutzen des Regelbruchs in Organisationen*. Campus Verlag.
Lessenich, S. (2020). Soziologie – Corona – Kritik [Sociology – Corona – CritiqueSociologie – coronavirus – critique]. *Berliner Journal für Soziologie, 1–16*. https://doi.org/10.1007/s11609-020-00417-3.
Löber, N. (2011). *Fehler und Fehlerkultur im Krankenhaus* (1. Aufl.). Gabler Verlag. Zuletzt aufgerufen April 06, 2022. http://gbv.eblib.com/patron/FullRecord.aspx?p=885748.
Luhmann, N. (1974). *Aufsätze zur Theorie sozialer Systeme. Soziologische Aufklärung: Vol. 1* (4. Aufl.). VS Verlag.
Luhmann, N. (1999). *Funktionen und Folgen formaler Organisation: Mit einem Epilog 1994. Schriftenreihe der Hochschule Speyer: Vol. 20* (5. Aufl.). Duncker & Humblot.
Luhmann, N. (2005). Der medizinische Code. In N. Luhmann (Hrsg.), *Soziologische Aufklärung 5* (S. 176–188). VS Verlag. https://doi.org/10.1007/978-3-663-11449-9_8.
Mendez-Brito, A., El Bcheraoui, C., & Pozo-Martin, F. (2021). Systematic review of empirical studies comparing the effectiveness of non-pharmaceutical interventions against COVID-19. *The Journal of Infection, 83*(3), 281–293. https://doi.org/10.1016/j.jinf.2021.06.018.
Miller, S. (2020). Brennglas für gesellschaftliche Missstände: Gundula Ludwig und Martin Voss im Gespräch mit Simone Miller. *Deutschlandfunk Kultur*. Zuletzt aufgerufen April 06, 2022. https://www.deutschlandfunkkultur.de/theorie-in-coronazeiten-brennglas-fuer-gesellschaftliche.2162.de.html?dram:Article_id=479895.
Nassehi, A. (2008). *Die Zeit der Gesellschaft: Auf dem Weg zu einer soziologischen Theorie der Zeit. Neuauflage mit einem Beitrag „Gegenwarten"* (2. Aufl.). VS Verlag/GWV Fachverlage GmbH Wiesbaden. https://doi.org/10.1007/978-3-531-91099-4.
Ohlbrecht, H. (2006). *Jugend, Identität und chronische Krankheit: Soziologische Fallrekonstruktionen*. Zugl.: Berlin, Humboldt-University, Dissertation Edition Recherche. Verlag Barbara Budrich.
Ohlbrecht, H. (2021). Arbeit und Gesundheit. *Sozialer Fortschritt, 70*(4), 189–206. https://doi.org/10.3790/sfo.70.4.189.

Ohlbrecht, H., Anacker, J., Jellen, J., Lange, B., & Weihrauch, S. (2020). *Zu den Auswirkungen der Corona-Pandemie auf das subjektive Wohlbefinden und die Alltagsbewältigung – Ergebnisse einer Online-Befragung* (S. 1–32). Institut Für Soziologie der Otto-Von-Guericke-Universität Magdeburg.

Ohlbrecht, H., & Detka, C. (2015). Erwerbsarbeit, Arbeitswelt und Gesundheit in modernen Gesellschaften. *Sozialmagazin*, 40(8), 14–23.

Priesemann, V., Bodenschatz, E., Ciesek, S., Grill, E., Iftekhar, E. N., Karagiannidis, C., Karch, A., Kretzschmar, M., Lange, B, Müller, S. A., Nagel, K., Nassehi, A., Pletz, M. W., Prainsack, B., Protzer, U., Sander, L. E., Schuppert, A., Schöbel, A., Überla, K., Watzl, C., & Zeeb, H. (2021). *Nachhaltige Strategien gegen die COVID-19-Pandemie in Deutschland im Winter 2021/2022*. Zuletzt aufgerufen April 06, 2022. https://arxiv.org/pdf/2111.08000.

Prosinger, J. (2021). „Wir sind doch alle betriebsblind“: Berliner Intensivpfleger an der Corona-Front. *Der Tagesspiegel*. Zuletzt aufgerufen April 06, 2022. https://www.tagesspiegel.de/gesellschaft/berliner-intensivpfleger-an-der-corona-front-wir-sind-doch-alle-betriebsblind/27149194.html.

Rheindorf, J., Blöcker, J., Himmel, C., & Trost, A. (2020). Wie erleben Pflegefachpersonen die Corona-Pandemie? *Pflege Zeitschrift, 73*(8), 50–53. https://doi.org/10.1007/s41906-020-0761-4.

Richter, D. (2021). *War der Coronavirus-Lockdown notwendig? Versuch einer wissenschaftlichen Antwort. Science Studies*. transcript. Zuletzt aufgerufen April 06, 2022. http://www.transcript-verlag.de/978-3-8376-5545-2.

Rosa, H. (2016). *Beschleunigung: Die Veränderung der Zeitstrukturen in der Moderne. Suhrkamp-Taschenbuch Wissenschaft: Vol. 1760* (11. Aufl., Originalausgabe). Suhrkamp.

Rosa, H. (2020). Pfadabhängigkeit, Bifurkationspunkte und die Rolle der Soziologie. Ein soziologischer Deutungsversuch der Corona-Krise. *Berliner Journal für Soziologie, 30*(2), 1–23. https://doi.org/10.1007/s11609-020-00418-2.

Schmiede, R., & Schilcher, C. (2010). Arbeits- und Industriesoziologie. In G. Kneer & M. Schroer (Hrsg), *Handbuch Spezielle Soziologien* (S. 11–35). VS Verlag. https://doi.org/10.1007/978-3-531-92027-6_1.

Schnell, T. (2018). Von Lebenssinn und Sinn in der Arbeit. In B. Badura, A. Ducki, H. Schröder, J. Klose, & M. Meyer (Hrsg.), *Fehlzeiten-Report 2018: Sinn erleben – Arbeit und Gesundheit. Zahlen, Daten, Analysen aus allen Branchen der Wirtschaft* (S. 11–21). Springer. https://doi.org/10.1007/978-3-662-57388-4_2.

Schroer, M. (2017). *Soziologische Theorien: Von den Klassikern bis zur Gegenwart. UTB Soziologie: Vol. 8695*. Wilhelm Fink. www.utb-studi-e-book.de/9783838586953.

Schroeter, K. R. (2016). Soziologie der Pflege. Ein Vorschlag zur Konturierung. In M. Richter & K. Hurrelmann (Hrsg.), *Soziologie von Gesundheit und Krankheit* (S. 403–415). Springer Fachmedien. https://doi.org/10.1007/978-3-658-11010-9_27.

Schützeichel, R. (2015). Pfade, Mechanismen, Ereignisse. Zur gegenwärtigen Forschungslage in der Soziologie sozialer Prozesse. In R. Schützeichel & S. Jordan (Hrsg.), *Prozesse* (S. 87–147). Springer Fachmedien. https://doi.org/10.1007/978-3-531-93458-7_5.

Sewell, W. H. (1996). Historical events as transformations of structures: Inventing revolution at the Bastille. *Theory and Society, 25*(6), 841–881.

Siegrist, J., & Dragano, N. (2006). Berufliche Belastung und Gesundheit. In C. Wendt (Hrsg.), *Kölner Zeitschrift für Soziologie und Sozialpsychologie* (S. 109–124). Westdeutscher Verlag.

Siegrist, J., Starke, D., Chandola, T., Godin, I., Marmot, M., Niedhammer, I., & Peter, R. (2004). The measurement of effort–reward imbalance at work: European comparisons. *Social Science & Medicine, 58*(8), 1483–1499. https://doi.org/10.1016/S0277-9536(03)00351-4.

Stocker, D., Jäggi, J., Liechti, L., Schläpfer, D., Németh, P., & Künzi, K. (2020). *Der Einfluss der COVID-19-Pandemie auf die psychische Gesundheit der Schweizer Bevölkerung und die psychiatrisch-psychotherapeutische Versorgung in der Schweiz.* Erster Teilbericht.

Strauss, A., & Corbin, J. (1990). *Basics of qualitative research.* Sage.

Strübing, J. (2013). *Qualitative Sozialforschung: Eine komprimierte Einführung für Studierende.* Oldenbourg Verlag München.

Suddaby, R. (2006). From the editors: What grounded theory is not. *Academy of Management Journal, 49*(4), 633–642. https://doi.org/10.5465/amj.2006.22083020.

Tacke, V. (2010). Organisationssoziologie. In G. Kneer & M. Schroer (Hrsg.), *Handbuch Spezielle Soziologien* (S. 341–359). VS Verlag. https://doi.org/10.1007/978-3-531-92027-6_19.

Taylor, L. H., Latham, S. M., & Woolhouse, M. E. (2001). Risk factors for human disease emergence Philosophical transactions of the royal society of London. Series B. *Biological Sciences, 356*(1411), 983–989. https://doi.org/10.1098/rstb.2001.0888.

Thomas, V. (2020). *Fehlermeldeverhalten in der Pflege: Rekonstruktion und Typisierung handlungsleitender Orientierungen von Pflegekräften.* Springer VS.

Wang, Y., Ma, S., Yang, C., Cai, Z., Hu, S., Zhang, B., Tang, S., Bai, H., Guo, X., Wu, J., Du, H., Kang, L., Tan, H., Li, R., Yao, L., Wang, G., & Liu, Z. (2020). Acute psychological effects of coronavirus disease 2019 outbreak among healthcare workers in China: A cross-sectional study. *Translational Psychiatry, 10*(1), 348. https://doi.org/10.1038/s41398-020-01031-w.

Wolf, J., & Molzberger, K. (2020). Das Krankenhaus als anpassungsfähiges Netzwerkarrangement? In C. Stegbauer & I. Clemens (Hrsg.), *Corona-Netzwerke – Gesellschaft im Zeichen des Virus* (S. 139–150). Springer Fachmedien Wiesbaden. https://doi.org/10.1007/978-3-658-31394-4_14.

Perspektiven der Personalentwicklung als Element der Systemrelevanz

Wolfgang Dings

1 Situationsbeschreibung

Die öffentliche Berichterstattung über die Situation der Pflege ist seit geraumer Zeit geprägt von den Themen Personalmangel, unzureichende Arbeitsbedingungen mit Blick auf die Bezahlung, aber nicht ausschließlich, bis hin zu der Feststellung des Pflegenotstands. Über die Notwendigkeiten einer positiven Veränderung der Situation über eine intensivierte Nachwuchsgewinnung und einer deutlichen Verbesserung der materiellen und ideellen Arbeitsbedingungen besteht zwischen den verschiedenen Interessensgruppen hinweg Konsens, wenngleich nicht immer über die Wege dorthin. Die Coronakrise hat mit den Bildern und Berichten von der Situation auf den Intensivstationen und insbesondere vor den Impfungen in den Pflegeheimen wie ein greller Scheinwerfer die Problemlagen in das Bewusstsein sehr vieler Menschen gerückt. Die Brisanz der Thematik wird am in jüngster Zeit viel zitierten Begriff der Systemrelevanz der Pflege deutlich. Ein Aspekt, der vermehrt Aufmerksamkeit erfährt, ist die Frage nach dem dauerhaften Verbleib der besonders geforderten Pflegekräfte in ihrem Tätigkeitsfeld (Millich, 2021). Das Problem eines vorzeitigen Ausscheidens aus dem Pflegeberuf ist jedoch keineswegs neu.

„Die Arbeit hat sich für viele Beschäftigte in der Alten- und Krankenpflege in den letzten Jahren sehr verdichtet. Die Folgen der gestiegenen Arbeitsbelastung sind unter anderem ein höherer Krankenstand und ein frühzeitiges Ausscheiden von Pflegekräften aus dem Beruf. Werden keine Gegenmaßnahmen eingeleitet, führt dies zu einer Verschärfung des Mangels an Pflegekräften und zu weiter

W. Dings (✉)
Berufsförderungswerk Bad Wildbad gGmbH, Bad Wildbad, Deutschland
E-Mail: wolfgang.dings@bfw-badwildbad.de

H. Ohlbrecht und A. Seltrecht (Hrsg.), *Pflege: Systemrelevant – und nun?*, Gesundheit und Gesellschaft, https://doi.org/10.1007/978-3-658-39402-8_7

steigenden Belastungen für die verbleibenden Kräfte." (Bundesgesundheitsministerium, 2018, S. 32).

Die in den weiteren Ausführungen angestellten Überlegungen greifen zwei mögliche Handlungsstrategien neben den unstrittigen materiellen Verbesserungsnotwendigkeiten sowie Aktivitäten zur Verbreiterung der Fachkräftebasis wie Nachwuchsförderung und Anwerbung ausländischer Fachkräfte auf. Zum einen geht es darum, das Ausscheiden über Prävention und durch individuelle Lösungen bei dem Eintreten einer gesundheitlichen Problematik zu begegnen, die eine Weiterarbeit in der Pflege ermöglichen.

Zum anderen wird Überlegungen nachgegangen, wie der Entscheidung für einen Pflegeberuf eine langfristige Perspektive gegeben werden kann, wenn die direkte Pflege am Patienten psychisch und/oder physisch nicht mehr geleistet werden kann. Eine solche Langzeitperspektive kann möglicherweise die Entscheidung für einen Pflegeberuf und den Verbleib darin positiv beeinflussen und damit neben dem weitgehenden Kompetenzerhalt im Gesundheitssystem einen Beitrag zur Linderung des quantitativen Mangels leisten. Es geht nicht allein um Quantität, sondern immer auch um Qualität.

Diese Überlegungen haben nicht allein Relevanz für die aktuell im Fokus stehenden Akuthäuser und die Altenpflege. Sie stellt sich ebenso in Bereichen, die bisher weniger im Mittelpunkt der Diskussion stehen wie die medizinische Rehabilitation. In diesem Beitrag soll der Blick auch auf einen speziellen Bereich der Pflege gerichtet, werden, der sehr pflegeintensiv und im Bereich der medizinischen Rehabilitation verortet ist.

2 Blick in die Praxis: Medizinische Rehabilitation von querschnittgelähmten Menschen

2.1 Die Heinrich-Sommer-Klinik

Die Heinrich-Sommer-Klinik (HSK) ist im Nordschwarzwald gelegen und nahezu ausschließlich auf die medizinische Rehabilitation von Menschen mit einer Querschnittlähmung spezialisiert (Indikation Neurologie/Schwerpunkt Querschnittlähmung). Nahezu hälftig resultiert die Belegung aus Übernahmen von Patienten, die ihre Querschnittlähmung in der Regel erst vor kurzem erlitten haben, aus überwiegend süddeutschen Akutzentren. Den anderen Teil der Belegung tragen Wiederholungspatienten bei, die zum Teil schon seit Jahrzehnten regemäßig in die

HSK kommen. Diese Zusammensetzung der Belegung bildet ein einmaliges Lernfeld für die frischverletzten Menschen auf dem Weg in ein oftmals grundlegend verändertes Leben mit überwiegend hoher Zufriedenheit.

Eine Besonderheit der HSK liegt in ihrer organisatorischen Einbindung unter dem Dach des Berufsförderungswerks (BFW) Bad Wildbad als Teil der BFW Bad Wildbad gGmbH. Die vertraglichen Beziehungen und sonstigen Rechtsgrundlagen zeichnen die HSK als eigenständige Medizinische Rehaklinik aus. Räumlich ist sie jedoch in die baulichen Strukturen des BFW mit seinen beruflichen Rehabilitationsangeboten eingebunden. Diese bundesweite Besonderheit ist historisch bedingt und resultiert aus der Entwicklung einer Einrichtung für kriegsverletzte querschnittgelähmte Soldaten des zweiten Weltkriegs über die Schaffung eines BFW Anfang der 70 Jahre mit dem Schwerpunkt für querschnittgelähmte Teilnehmer in die letztlich erfolgte klare rechtliche und organisatorische Trennung in einen beruflichen Teil und die Anerkennung einer medizinischen Rehaklinik. Die Klinik trägt den Namen Heinrich-Sommer-Klinik nach dem Gründer der Josefs-Gesellschaft in Köln. Die Josefs-Gesellschaft (JG) ist seit 2004 Träger der Einrichtung.

In den Jahren seit 2004 ist die Belegung beträchtlich gewachsen und im Zuge baulicher Modernisierungen können aktuell in der Spitze 60 Patienten aufgenommen werden. Aktuell ist der komplette Neubau der Klinik mit dann 90 Plätzen mit einer weitgehenden Weiterentwicklung der räumlich-rehabilitativen Konzeption und insbesondere dem Angebot modernster Gangtechnologien geplant.

Das Thema Personalgewinnung und die langfristige Bindung des Pflegepersonals begleitet die HSK seit der Übernahme der Trägerschaft durch die JG und gewinnt im Zuge der Neubauplanungen und einem weiteren erheblichen Personalbedarf weiter an Bedeutung.

2.2 Personalgewinnung und Verbleib

Die Suche insbesondere nach examiniertem Personal für die HSK auf dem Arbeitsmarkt sieht sich mit den gleichen Problemen konfrontiert, die für die Fachkräftesituation in der neuesten Studie der Bundesagentur für Arbeit (2021) beschrieben wird. Auf die Strategien der Personalgewinnung soll an dieser Stelle nicht weiter eingegangen werden, soweit dies die arbeitsvertraglichen Rahmenbedingungen betrifft. Die im Vergleich zu anderen Wettbewerbern um die knappe Ressource Fachkräfte eher guten Rahmenbedingungen reichen allein für die Entscheidung für einen Arbeitsplatz in der HSK nicht aus. Auch nach der grundlegenden Reform der Pflegeberufe stellt sich die Situation für die Rehakliniken, Pflegekräfte direkt nach der Ausbildung zu gewinnen, aufgrund des nur sehr kleinen Zeitrahmens für Praktika im entsprechenden Tätigkeitsfeld als eher schwierig dar. Tatsächlich führt der Weg oftmals über ein „Reinschnuppern“ in den Pflegealltag im Sinne einer mindestens eintägigen Mitarbeit in den täglichen Abläufen.

2.3 Pflege – mehr als heben und tragen

Die Auswirkungen der Querschnittlähmung auf die Selbstständigkeit im täglichen Leben sind je nach Höhe der Lähmung deutlich unterschiedlich. Grob wird unterschieden zwischen einer Paraplegie und einer Tetraplegie mit einer Schädigung im Bereich der Halswirbelsäule. Während häufig die Nutzung eines Rollstuhls die Mobilitätseinschränkungen deutlich vor Augen führt, liegt ein Teil der besonderen Anforderungen an die Pflege in den nicht sichtbaren Auswirkungen der Querschnittlähmung auf die Blasen- und Darmfunktion mit allen damit verbundenen intimen Fragen und Problemen. Pflege heißt oftmals neu leben lernen mit einer mehr oder minder großen und dauerhaften Abhängigkeit von Pflege. Aus dieser Sicht sind die Pfleger Wegbegleiter mit allen Anforderungen an die Empathie, das fachliche Können und psychologische Geschick.

Das Modell der Interaktionsarbeit von Böhle kann zur Beantwortung dieser Frage dienen (Abb. 1).

Pflege ist Arbeit für und mit Menschen mit hohen und prägenden dialogischen Anteilen. Jegliche Formalisierung und Standardisierung stößt an Grenzen und fordert die hohe subjektive Gestaltungsfähigkeit der Mitarbeiter. Gerade die längere Dauer der medizinischen Rehabilitation mit bis zu 4 Monaten speziell bei frisch verletzten Menschen und deren dramatische Veränderung ihrer Lebenssituation führt dazu, dass alle vier Elemente des Konzepts der Interaktionsarbeit in besonderer Weise zum Tragen kommen.

Die Auswirkungen der Corona Pandemie auf die Pflegesituation in der HSK lassen sich als gegenläufig beschreiben. Auf der einen Seite kam es zu einem drastischen Belegungseinbruch, der erst langsam wieder ausgeglichen wird. Neben einem deutlichen Rückgang des Unfallgeschehens im Zuge der Lockdowns führen die notwendigen Hygienevorgaben zu Rahmenbedingungen bei Aufenthalten von Wiederholungspatienten wie stark eingeschränkte Mobilitäts- und Kontaktmöglichkeiten innerhalb und außerhalb der HSK zu einer zeitlichen

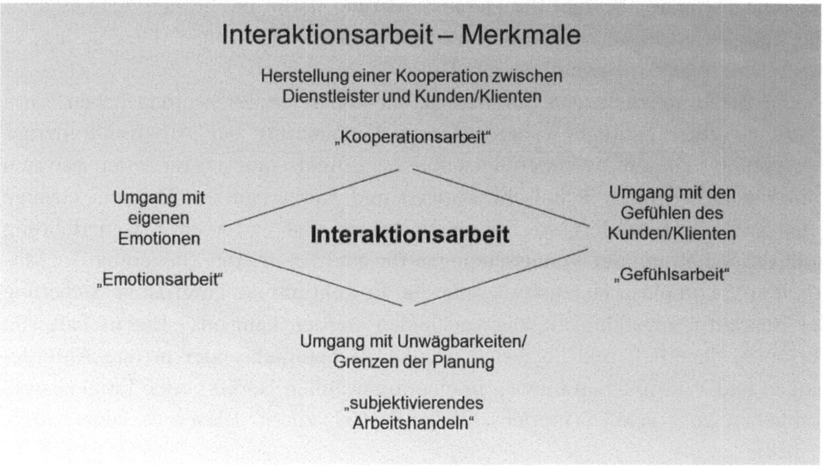

Abb. 1 Merkmale der Interaktionsarbeit. (Nach Böhle, 2015, S. 13)

Verschiebung von individuell notwendigen Rehamaßnahmen. Zugleich aber thematisieren die Pflegemitarbeiter eine als steigend empfundene Arbeitsbelastung bei weitgehend unverändertem Personalstand.

Zur Erklärung ist auf den stark steigenden Anteil von älteren Patienten zu verweisen, die aufgrund einer Vorerkrankung eine Querschnittlähmung erleiden. Daneben spielen sicherlich die von allen empfundenen besonderen Belastungen der Corona Situation eine Rolle. Was aber kennzeichnet nun die Veränderung der Pflegearbeit in ihrem inhaltlichen Kern?

Vereinfacht beschrieben, thematisieren die Pfleger, dass sich oftmals frisch verletzte Patienten und Pflegende durch erlebte Zugewinne von Selbstständigkeit gegenseitig motivieren und die Gespräche zunehmend auf gemeinsames Vorankommen gerichtet sind um nur zwei Aspekte zu nennen. Im weiteren Sinne drückt sich aktivierende Pflege in diesen Beschreibungen aus. Die hohe Anzahl an Patienten im höheren und sehr hohen Lebensalter führt aus Sicht der Pfleger zu einem deutlichen anderen Erleben in den von Böhle beschriebenen Dimensionen der Interaktionsarbeit.

Neben den herausfordernden Dimensionen der Pflegearbeit auf der Ebene der Arbeitsbelastung spiegeln sich in dem Modell der Interaktionsarbeit gerade auch die besonderen Attraktivitätsmerkmale der Tätigkeit in diesem besonderen Segment der medizinischen Rehabilitation. Aus dem Blickwinkel der

Personalgewinnung besteht die Herausforderung darin, die attraktivitätssteigernden Tätigkeitsmerkmale für Interessierte erfahrbar zu machen. Dies gelingt in besonderer Weise im unmittelbaren Tun.

Die Erfahrungen in der Coronakrise im konkreten Pflegealltag haben kurzfristig zu einer deutlich wahrgenommen Veränderung der Arbeitsanforderungen geführt. Diesen Anforderungen musste oftmals unter veränderten privaten Umständen wie z. B. Schulschließungen und Kurzarbeit des Partners Genüge getan werden. Losgelöst von dieser konkreten und extremen Krisenerfahrung stellt die Schaffung der Voraussetzungen für eine langfristige Sicherung der Mitarbeit eine komplexe Herausforderung dar. Es geht um die langfristige Sicherung der Beschäftigungsfähigkeit, die verstanden werden kann als „Eigenschaft von Personen, dauerhaft und über sich wandelnde berufliche oder private Anforderungen und Widrigkeiten hinweg in einem gewählten Berufs- oder Tätigkeitsfeld verbleiben zu können" (Frerichs, 2020, S. 167, zit. n. Bleses & Jahns, 2015, S. 128).

3 Ansätze zur Sicherung der Beschäftigungsfähigkeit

3.1 Gesetzliche Initiativen

Der Erhalt der Beschäftigungsfähigkeit hat als Zielkategorie in der Ausformung unterschiedlicher sozialpolitischer Ansätze und konkreter Handlungsstrategien in den letzten Jahren immens an Bedeutung gewonnen. Das lässt sich an einigen wenigen Entwicklungen beleuchten.

So spielt dieser Gedanke im § 3 SGB IX im Zuge der Umsetzung des Bundesteilhabegesetzes eine zunehmend gewichtige Rolle. Ausfluss der Konzentration auf eine präventive Antwort auf drohenden Verlust oder Einschränkungen der Beschäftigungsfähigkeit sind das Präventionsgesetz vom Juli 2015 sowie zur Vorbeugung sozialrechtlich relevanter Einschränkungen der Erwerbsfähigkeit das Flexirentengesetz. Mit dem Flexirentengesetz wird in § 14 Abs. 3 SGB VI die Möglichkeit geschaffen, einen sogenannten Gesundheitscheck Ü 45 zu erproben. Dabei standen bei der pilothaften Umsetzung dieser Verpflichtung die Beschäftigten im Pflegebereich im Fokus. Das BFW Bad Wildbad war an der Erprobung in Baden-Württemberg beteiligt. Die geringe Inanspruchnahme des Angebots durch die angeschriebenen Pflegekräfte im Alter von 45 Jahren und mehr lässt keine Rückschlüsse auf die Wirksamkeit zu.

Neben der (Primär-)Prävention kommt der Verhinderung einer Verschlechterung der Beschäftigungsfähigkeit und im Falle einer drohenden oder bereits eingetretenen dauerhaften schwerwiegenden Beeinträchtigung der Beschäftigungsfähigkeit ihrer Wiederherstellung die zentrale Bedeutung zu.

Im Folgenden wird der Frage nachgegangen, ob und wie dieser Anspruch im Berufsfeld der Pflege umgesetzt werden kann.

3.2 Schwerpunkt Prävention

Die in der Praxis in vielfältiger Weise vorfindbaren Ansätze des Gesundheitsmanagements haben oftmals einen Schwerpunkt in der Ausrichtung auf gesundheitsförderliche Angebote, die sich unmittelbar an den einzelnen Mitarbeiter richten. Freiwilligkeit und Motivation des Mitarbeiters sind notwendige Kriterien, um den vielfach zeitlich begrenzten Aktivitäten die gewünschte Nachhaltigkeit zu sichern. Zu nennen sind hier beispielsweise die Angebote und Leistungen der Gesetzlichen Krankenkassen wie der AOK oder die Angebote der Berufsgenossenschaft für Gesundheitsdienst und Wohlfahrtspflege.

Dabei zielen die Angebote neben der Prävention von physischen Beeinträchtigungen zunehmend auch auf Bewältigungsstrategien psychischer Belastungsfaktoren, gerade auch angesichts der qualitativen Veränderung von Arbeitsabläufen im Zuge der Digitalisierung.

Das BFW Bad Wildbad geht mit dem Angebot von jährlich drei Tagen Wellnessurlaub für das Pflegepersonal in einem Kooperationshotel in regionaler Nähe einen Weg, die Elemente Gesundheitsförderung mit dem Angebot der Familienfreundlichkeit zu verbinden, indem die Partner bei Übernahme des Eigenanteils das Angebot ebenfalls nutzen können.

3.3 Betriebliches Eingliederungsmanagement (BEM)

Im Alltag stellt sich die Frage der mittelfristig zumutbaren und gewollten Belastung in den unterschiedlichen Dimensionen der Pflegearbeit oftmals dann, wenn nach einer längeren Krankheitsphase die Rückkehr in den Alltag des Pflegeteams ansteht. In diesem Zusammenhang kommt den gesetzlichen Regelungen zum Betrieblichen Eingliederungsmanagement (§ 167 Abs. 2 SGB IX) besondere Bedeutung zu.

Der Gesetzgeber hat mit dem BEM ein rechtlich normiertes Vorgehen zur betrieblichen Lösungsfindung in einer sowohl für den betroffenen Mitarbeiter als auch den Arbeitgeber zum Teil sehr schwierigen Situation geschaffen.

In Kombination mit den Leistungen zur Teilhabe am Arbeitsleben der Reha-Träger (§ 49 ff. SGB IX), insbesondere der DRV Bund und Länder, sollen und können hier konsensorientiert Lösungen gesucht und gefunden werden. Dabei soll nicht verschwiegen werden, dass in allen Wirtschaftsbereichen insbesondere in KMU, die in größeren Betrieben mittlerweile eingeübten und i. d. R. im Personalwesen verankerten personellen Ressourcen für diese Aufgabe nicht vorgehalten werden bzw. können.

Wenngleich in der Mehrzahl der Wiederaufnahmen der Tätigkeit nach einer längeren Krankheitsphase eine nahtlose Wiedereingliederung, zum Teil unter Nutzung der Möglichkeit der Stufenweisen Wiedereingliederung, gelingt, stehen beide Seiten – Mitarbeiter und Arbeitgeber häufiger vor der Frage des „Wie weiter?"

Diese Beschreibung trifft auch auf die Erfahrungen der HSK zu. Bereits seit der gesetzlichen Verankerung im Jahre 2004 bildet das BEM eine sehr wichtige Säule der Personalpolitik der HSK bzw. der BFW Bad Wildbad gGmbH. Die durchdeklinierten Verfahrensweisen und die überwiegend positiv besetzten Bemühungen des Arbeitsgeber im BEM haben in zahlreichen Verläufen zu konsensorientierten Lösungen geführt. Zugleich gilt es aber auch die Grenzen zu erkennen.

Neben den Erfahrungen des BFW Bad Wildbad mit dem organisatorischen Bestandteil der HSK als Arbeitsgeber verfügt das BFW auch über umfangreiche Leistungen und Erfahrungen als Anbieter für Externe, die eine Unterstützung im BEM wünschen. Selbstverständlich werden diese Leistungen auch zur internen Problemlösung genutzt.

Das Angebot A.PART des BFW Bad Wildbad (BFW Badwildbad, 2021a) will Lösungen anbieten in einer Situation, die häufig durch mehrere gescheiterte Eingliederungsversuche, gegenseitige Sprachlosigkeit und Vermutungen über die Motivation der jeweils anderen Seite (Mitarbeiter und Arbeitgeber) geprägt sind. Das BFW Bad Wildbad hat über mehr als 15 Jahre und in über 250 begleiteten BEM Verfahren im Auftrag der DRV Baden-Württemberg und in Einzelfällen direkt im Auftrag der Unternehmen vielfältige Erfahrungen gesammelt. Selbstverständlich finden sich in der langjährigen Praxis auch Bestrebungen externer Arbeitgeber, die der Intention des BEM zuwiderlaufen. Diese Ansinnen werden in der Auftragsprüfung abgelehnt.

Die Wesensmerkmale dieses Angebots liegen insbesondere in einer auf dem biopsychosozialen Modell der ICF basierenden Konzeption, die binnen 5 Tagen stationär gemeinsam mit dem betroffenen Mitarbeiter und dem Arbeitgeber umgesetzt wird. Entscheidend ist hierbei, dass angesichts der Konzentration auf komplexe BEM Verläufe das BFW Bad Wildbad die Rolle eines neutralen Dritten einnimmt.

Die Lösungssuche bzw. konkrete Handlungsstrategien zielen primär auf den Verbleib im Unternehmen, möglichst unter Ausnutzung der Möglichkeiten der Adaption des Arbeitsplatzes unter Verbleib im angestammten Beruf.

Gerade die relativ kleine Einheit stellt besondere Herausforderungen, wenn eine Rückkehr in die bisher ausgeübte Tätigkeit nicht oder nicht im vollen Umfang möglich oder gewollt ist. Die Palette der Möglichkeiten von Arbeitszeitreduzierungen und Entlastungen im Rahmen der Tätigkeiten oder im Schichtrhythmus ist grundsätzlich bei dezidierter Betrachtung deutlich größer als die arbeitsorganisatorische Umsetzbarkeit. Gerade auch mit Blick darauf, dass die Adaption der Belastungsfaktoren an der einen Stelle nicht zu einer zunehmenden Belastung an anderen Stellen führt.

Zum Verbleib im Betrieb kann ein Wechsel des Berufs mit entsprechenden qualifikatorischen Erweiterungen oder einer kompletten Neuausrichtung der vorhandenen beruflichen Qualifikation angezeigt sein. Grundsätzlich bietet die grundständige Qualifikation als examinierter Pfleger eine gute inhaltliche Basis für Ansätze einer inhaltlichen Veränderung, die an die erworbenen Fachkompetenzen anknüpft z. B. durch Spezialisierungen im Pflegebereich wie z. B. Wundmanager, Spezialpflege Querschnitt, Praxisanleiter, Pflegeberater.

Praktikabel ist auch die Ausbildung neuer Tätigkeitschwerpunkte über eine Qualifizierung als Kodierfachkraft oder im Bereich der Qualitätssicherung. Eine Neue Ausbildung (Umschulung) als Fachangestellte Medien und Informationsdienste mit der Fachrichtung Medizinische Dokumentation, Kaufmann im Gesundheitswesen oder Hygienefachkraft (jeweils mit IHK Abschlussprüfung) stellt die grundlegendste Form einer beruflichen Neuorientierung dar.

Diese Möglichkeiten bestehen zumindest teilweise ebenso für Pflegekräfte ohne Examinierung. Die hier sicherlich nicht vollständig aufgezählten Möglichkeiten einer beruflichen Entwicklung können sowohl im Sinne eines Karriereschritts (vertikale Laufbahnentwicklung) als auch im Sinne horizontaler Fachlaufbahnen ausgestaltet sein.

Eine zweite konzeptionelle Differenzierung besteht in der Unterscheidung zwischen einer Realisierung von individuellen Laufbahnen im Betrieb als auch durch den Vollzug eines überbetrieblichen Stellenwechsels. Frerichs spricht in diesem Zusammenhang von betrieblicher oder beruflicher Laufbahngestaltung (vgl. Frerichs, 2020, S. 167 f.) (Abb. 2).

Es bleibt festzuhalten, dass einer individuellen Laufbahngestaltung sowohl in vertikaler als auch in horizontaler Richtung entsprechend verfügbare Arbeitsstellen gegenüberstehen müssen. Hier stoßen zumindest kleinere Institutionen

Karrierematrix Pflegeberufe

	Tätigkeitswechsel	Berufswechsel
Im Unternehmen	**Spezialistenlaufbahn** - Basale Stimulation - Wundmanagement - DRG-Management	**Horizontale Fachkarriere** - Gesundheitsfachwirt - Kodierfachkraft - Stationssekretärin
In einem anderen Unternehmen	**Generalistenlaufbahn** - ambulante Krankenpflege - Haus- und Familienpflege	**Spezialistenlaufbahn** - Präventionsassistenz - Case-Management

Abb. 2 Karrierematrix Pflegeberufe. (Nach Frerichs, 2017, S. 25)

wiederum an ihre Grenzen. Das spiegelt auch die Realität in der HSK. Die Möglichkeiten einer betrieblichen Laufbahngestaltung sind eher eng begrenzt. Zentral ist noch ein anderer Gesichtspunkt: Der Ausgangspunkt der betrieblichen und/oder beruflichen Veränderung ist in der Regel erzwungen.

3.4 Berufliche Rehabilitation als Weg zum beruflichen Neustart

Wie häufig in der Praxis der Prozess einer dauerhaften Überforderung körperlicher und/oder physischer Natur nicht nur, aber häufiger im Pflegebereich zu einer Manifestation der Einschränkungen bis hin zur Notwendigkeit einer beruflichen Rehabilitation führt, zeigt die Nutzung entsprechender Qualifizierungsangebote des BFW Bad Wildbad. Diese bilden vielfältige Möglichkeiten einer horizontalen Fachlaufbahn ab (BFW Badwildbad, 2021b).

Die Entscheidung für eine bestimmte Qualifizierung beruht in der Regel auf einem ausführlichen Assessment (Eignungsabklärung im BFW).

Die Nutzung des BFW als Leistungserbringer liegt begründet in der individuellen Komplexität der Problemlage zurück auf dem Weg in eine Berufstätigkeit, die mehr als eine rein qualifikatorische Weiterentwicklung oder Anpassung erfordert wie z. B. medizinische, psychologische und sozialpädagogische Unterstützung.

Zugrunde liegt die Feststellung einer Behinderung nach § 2 SGB IX im Zuge der Antragstellung auf Leistungen zur Teilhabe am Arbeitsleben. Auf die trägerspezifischen Leistungsgesetze der BA, der DRV sowie der DGUV sei hier nur hingewiesen.

Erfreulich ist, dass die berufliche Wiedereingliederung in über 70 % nach abgeschlossener Qualifizierung im angestrebten Bereich binnen 6 Monaten gelingt. Diese Daten beruhen auf der Auswertung von mehr als 250 Verläufen.

4 Weitergedacht: Langfristige Laufbahngestaltung zur Vorbeugung erzwungener Tätigkeitswechsel

4.1 Strategische Dimension

Im Interesse einer langfristigen Strategie der Personalgewinnung und einer gesunderhaltenden, längerfristigen Mitarbeit der Pflegekräfte wäre es sinnvoll, wenn die Frage der individuell angemessenen Lösung der Sicherung der Berufskarriere im Feld Pflege nicht erst anlassbezogen durch Krankheit aufgeworfen würde. Anders formuliert, sollte von Beginn an im Sinne der Planung der Erwerbsbiografie die Frage mitbedacht sein, wie eine längerfristige Berufsperspektive angelegt und in der Praxis gesichert werden kann. Eine aktuell diskutierte wissenschaftliche Fragestellung befasst sich mit der Laufbahngestaltung bei begrenzter Tätigkeitsdauer. Der Pflegebereich steht hier im Fokus (vgl. Frerichs, 2020, S. 172). Ein zentraler Aspekt berührt die Überlegungen zu einer alterssensiblen Gestaltung von kompetenzorientierten Fachlaufbahnen. Im Pflegebereich sind in diesem Zusammenhang die vorliegenden Erkenntnisse zu den Stärken eines erfahrungsorientierten Lernens und der gezielten Nutzung des Erfahrungswissens zu beachten (Thiehoff, 2018, S. 5).

Die strategische Ebene, die den Überlegungen zu einer Laufbahngestaltung zur Vermeidung vorzeitiger Tätigkeitsbegrenzungen zugrunde liegt, muss die qualitative Ausrichtung auf der betrieblichen Ebene in die Überlegungen einbeziehen. Die Chancen und Risiken der Digitalisierung im Pflegebereich sind bei einer Bedarfsabschätzung und Implementierung von Konzepten einer kompetenzorientierten Laufbahngestaltung möglichst präzise abzuwägen. Lineare Handlungszwänge lassen sich aufgrund der Vielfältigkeit zu beachtender Einflussfaktoren bei einer Prognose der tatsächlichen Gefährdung der Tätigkeitsdauer im Bereich Pflege eher nicht ableiten.

„Für die Pflegeberufe liegen Daten zur Entwicklung des Anteils älterer Beschäftigter, zur Veränderungswahrscheinlichkeit durch Digitalisierung (Substituierbarkeitspotenzial) und zur Absolventen-Beschäftigten-Relation vor. Die Analyse kam zu der Einschätzung, dass in der Altenpflege lediglich das niedrige Substituierbarkeitspotenzial ein Anzeichen für das Fortbestehen der Engpässe liefert. Im Unterschied dazu stellte sich die Entwicklung des Anteils älterer Beschäftigter sowie die Absolventen-Beschäftigten-Relation im Vergleich zu anderen Berufsgruppen positiver dar, was nicht zuletzt auf umfangreiche Initiativen zur Steigerung der Ausbildungszahlen zurückzuführen sein dürfte. In der Krankenpflege ließ neben dem gleichermaßen geringen Substituierbarkeitspotenzial auch die Entwicklung des Anteils älterer Beschäftigter kein Beitrag zur Entspannung der Engpässe erkennen. Lediglich die Absolventen-Beschäftigten-Relation mit einem Punktewert von 2 zeigt ein etwas geringeres Risiko.“ (Bundesagentur für Arbeit, 2021, S. 18).

Die Abb. 3 von Frerichs verweist pointiert auf die individuellen und betrieblichen Ansatzpunkte einer gezielten Laufbahnentwicklung zur Vermeidung einer begrenzten Tätigkeitsdauer.

Neben der nicht zu unterschätzenden inhaltlichen Herausforderung bei der Gestaltung entsprechender Konzepte kommt der Frage besondere Bedeutung zu, ob und wie der überbetriebliche Tätigkeitswechsel als strategisches Element ohne

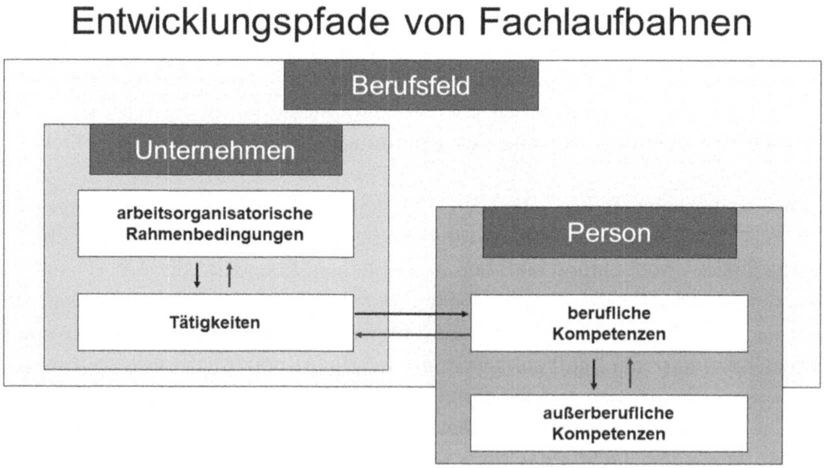

Abb. 3 Entwicklungspfade von Fachlaufbahnen. (Nach Frerichs, 2017, S. 23)

das Erfordernis einer beruflichen Rehabilitation gefördert werden kann. Hier soll das Modellvorhaben TErrA in die Betrachtung einbezogen werden.

4.2 Das Modellvorhaben TErrA

Mit dem Modellvorhaben TErrA (TErrA, 2021) wird ein Ansatz verfolgt, der die Idee der gesundheitserhaltenden Erwerbsbiografie mit dem Merkmal der betriebsübergreifenden Umsetzung des Ansatzes verbindet. Hierzu wurden mit der Förderung durch das BMB im Zeitraum (4/2016–4/2019) Modelle überbetrieblicher Tätigkeitswechsel in regionalen Netzwerken entwickelt und erprobt mit dem Ziel, die Arbeitsfähigkeit von Mitarbeiterinnen und Mitarbeitern dauerhaft zu erhalten. Inhaltliche Schwerpunkte waren die Entwicklung von TErrA spezifischen Beratungsansätzen und Instrumente. Weitere inhaltliche Schwerpunkte bildeten die regionale Netzwerkarbeit und der überregionale Transfer (vgl. Niehaus & Bartel, 2018, S. 5).

Während der Projektlaufzeit wurden wichtige Einblicke in die Umsetzungsbedingungen und -chancen in der betrieblichen Praxis gewonnen. Die Beschäftigten selber müssen intensiv für diese Idee gewonnen werden, wie Niehaus & Bartel feststellen:

„Das **Beharrungsvermögen** der Beschäftigten ist größer als erwartet. Sehendes Auges gehen Beschäftigte das Risiko einer arbeitsbedingte (sic) Erkrankung ein. Es ist kein oder nur geringes **Bewusstsein für die eigene Gesundheit** vorhanden. Eigeninitiativen zur **Weiterqualifizierung** oder zur Verbesserung der Arbeitssituation werden nicht ergriffen. […]. **Erst wenn nichts mehr geht (Krise), erfolgt eine Umorientierung.**“ (ebd., S. 15).

Neben der individuellen Sichtweise ist die Einsicht der Unternehmen in die Notwendigkeit langfristig geplanter Tätigkeitswechsel als aktives Instrument der Personalpolitik in der Unternehmenskultur zu verankern.

Selbst wenn dies gelingt, darf nicht unterschätzt werden, dass die Umsetzung der Ideen aus TErrA nichts weniger als einen Paradigmenwechsel bedeutet, der neue Vernetzungsstrukturen auf branchen – und bereichsspezifischer Ebene erfordert.

Die individuellen Risiken eines überbetrieblichen Tätigkeitswechsel hinsichtlich Statuserhalt, tariflicher Sicherheiten bis hin zu betrieblicher Altersversorgung und finanzielle Absicherung in Phasen des beruflichen Weiterlernen, um nur einige Punkte zu nennen, erfordern die Klärung wichtiger Fragen auf der arbeitsmarkt- und sozialpolitischen Ebene (Bartel & Niehaus, 2019, S. 62; vgl. Frerichs, 2020, S. 180).

Während der Laufzeit des Modellvorhabens konnte die Idee des überbetrieblichen Tätigkeitswechsels nicht realisiert werden. Bartel und Niehaus stellen fest, dass die TErrA Idee ihrer Zeit wohl zu weit voraus sei (vgl. Bartel & Niehaus, 2019, S. 58 f.; vgl. Niehaus & Bartel, 2018, S. 16).

4.3 Gelingensbedingungen einer erfolgreichen Laufbahngestaltung im Bereich der Pflege

Eine mittel- bis langfristige Strategie zur Ermöglichung erfolgreicher individueller Laufbahngestaltung in dem hier betrachteten Tätigkeitsbereich fußt eher auf einer Vielzahl von einzelnen Bausteinen als auf einem von Anfang an konsistenten System. Diese Bausteine setzen sich zusammen aus dem aktiven Mitwirken des Arbeitnehmers, den personalpolitischen und arbeitsorganisatorischen Ansätzen und Strategien des Arbeitgebers sowie der tatsächlichen Möglichkeiten der Alternativenfindung im Sinne der betrieblichen oder beruflichen Laufbahngestaltung.

Die folgende Darstellung von Rump beschreibt die Aufgabe der Sicherung der Beschäftigungsfähigkeit als magisches Dreieck (Abb. 4):

Die unternehmerische Verantwortung erstreckt sich nicht mehr allein auf die Perspektive der Förderung im eigenen Unternehmen, sondern auf das notwendige

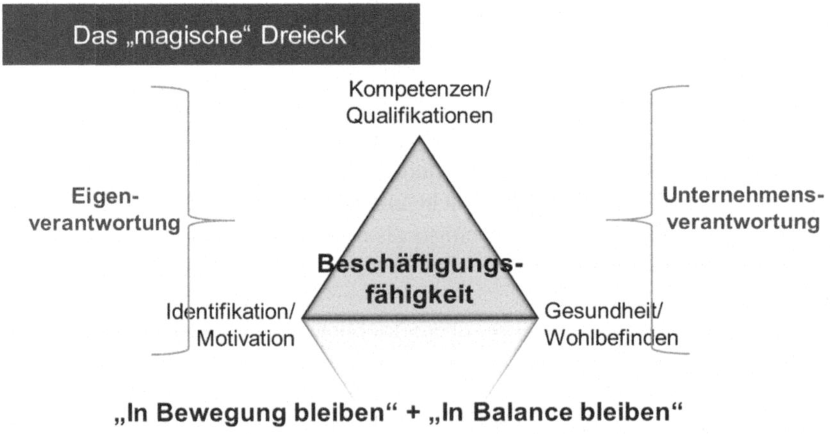

Abb. 4 Das „magische" Dreieck. (Nach Rump, 2015, S. 17)

Gesamtsystem, die Idee des präventiven Tätigkeitswechsels zu ermöglichen. Jeder einzelne der genannten Bausteine erfordert wiederum modulartig die Schaffung von spezifischen Voraussetzungen.

Das aktive Mitwirken des Arbeitnehmers setzt voraus, dass aus seiner Sicht eine tatsächliche Umsetzung der Zielsetzung attraktiv und realistisch ist. Wenn vermieden werden soll, dass die Auseinandersetzung mit der Gefährdung der Tätigkeitsdauer in der Pflege erst durch eine bereits eingetretene problematische gesundheitliche Situation erzwungen wird, braucht es eine umfassende, frühzeitige und Sicherheit vermittelnde Information über die Hintergründe der Befassung mit der Thematik und Möglichkeiten der Lösung aus individueller Sicht. Die Erkenntnisse aus dem Modellvorhaben TErrA sind sicherlich nicht eins zu eins übertragbar, verdeutlichen aber die Grundproblematik der individuellen Hürden.

Eine Erkenntnis für die Forscher in TErrA war, dass die befragten Beschäftigten ihre „[...] Erwerbsarbeit als Sicherung eines sozio-ökonomischen Standards weniger als persönliche Sinnerfüllung [erleben]" (Niehaus & Bartel, 2018, S. 12). Hier liegt im Bereich der Pflege vielleicht eine Chance, wenn die motivationalen Strukturen der Mitarbeiter im Sinne einer berufsbegleitenden biografischen Beratung immer mal wieder Thema sind und sich in einer evtl. neuen Tätigkeit grundlegende Motivationsstrukturen weiterhin als tragend erweisen.

Die Bereitschaft, sich neuen Lerninhalten und Lernanforderungen zu stellen, wird zunehmend für viele in der Pflege Tätige angesichts der Veränderung der Arbeitsabläufe z. B. durch die elektronische Pflegedokumentation schlicht abgefordert. Hilfreich wäre es hier, wenn in dieser Anpassung an die veränderten Arbeitsweisen nicht nur rein instrumentell gedacht würde. Vielmehr sollte immer auch die damit verbundene Veränderung der Arbeitsinhalte mit Blick auf veränderte Arbeitsanforderungen mitgedacht werden.

In diesem Zusammenhang darf die besondere Bedeutung der Zusammenarbeit in einem als sozial stützend erachteten Team bei grundlegenden Entscheidungen mit Blick auf andere Tätigkeitsfelder nicht unterschätzt werden.

Es wäre lohnend darüber nachzudenken, wie zu einem möglichst frühen Zeitpunkt die Thematik angesprochen und kontinuierlich in Personalentwicklungsgesprächen verankert werden kann. Hilfreich erscheint eine stärkere Berücksichtigung von berufsbiografischen Beratungsansätzen sowohl zum Zeitpunkt der Entscheidung für eine Tätigkeit n der Pflege als auch an den „Weggabelungen" der Laufbahnentwicklung. Auf diesem Wege könnte eine Flucht in weniger ratsame Alternativen vermieden werden und der Weg einem längerfristigen Plan folgen.

Jede Entscheidung für eine berufliche Laufbahnveränderung sollte auf einem fundierten Assessment beruhen, das sowohl die fachlichen Kompetenzen als auch die dynamisch-motivationalen Komponenten des Arbeitnehmers einschätzt und in eine Handlungsstrategie umsetzt. Ohne eine sorgfältige Erfassung formaler und informell erworbener Kompetenzen laufen auch wohlgemeinte Strategien eines horizontalen Tätigkeits- oder Berufswechsel Gefahr, zwar individuelle Lösungen angesichts einer aktuellen Problemlage zu ermöglichen. Für eine längerfristige Strategie einer Personal- oder Organisationsentwicklung, die gezielt an der Kompetenzentwicklung der Mitarbeiter*innen auch und gerade im präventiven Sinne ansetzt, taugen sie aber eher nicht (vgl. Frerichs, 2020, S. 169).

Die sorgfältige Erfassung der Kompetenzen und Motivationsgrundlagen des Arbeitnehmers setzt auf der Seite des Arbeitgebers spiegelbildlich die Zurverfügungstellung entsprechender Assessmentmöglichkeiten voraus. Gegenwärtig heißt das entweder die Vorhaltung entsprechender Angebote oder die Nutzung von externen Leistungsanbietern in diesem Feld als Elemente einer langfristigen Strategie. Eine nicht anlassbezogene Refinanzierung durch öffentliche Stellen, d. h. ohne konkrete Gefährdung der Erwerbsfähigkeit, ist derzeit nicht absehbar. Die Ergebnisqualität des Assessment und der Outcome hängen ganz wesentlich von der Kenntnis der tatsächlichen Belastungsstrukturen in der Pflegetätigkeit und von der Kenntnis der betrieblichen Tätigkeitsalternativen im Sinne betrieblicher oder beruflicher Laufbahnentwicklung ab.

Jegliche Aktivitäten zur Erfassung der Arbeitsanforderungen sowie zur Identifikation von Tätigkeitsalternativen im horizontalen oder vertikalen Sinne stärken auch die Lösungskompetenz im Falle eines komplexen BEM Verlaufs. Neben der „Matchingebene“ gilt es, auf der kommunikativen Ebene das Vertrauen in den Prozess auf allen beteiligten Seiten zu stärken und zu sichern.

Hierzu sind die Rahmenbedingungen auf der Ebene der Personalführung in den Unternehmen zu schaffen, die den aktiven Beitrag der Mitarbeitenden erst fördern bis hin erst ermöglichen. Die in dem Forschungsvorhaben „Präventive Gesundheitsstrategien – Aus BEM lernen“ (vgl. Lange et al., 2019) identifizierten Gelingensbedingungen,geben hilfreiche Hinweise, unter welchen Voraussetzungen auch das Thema einer möglichen weitgehenden beruflichen Neuausrichtung unter Wahrung der Motivationsstrukturen erfolgreich angegangen werden kann.

Der Aufbau einer vertrauensvollen, sozialpartnerschaftlich angelegten Lösungsstrategie, die auch über den Einzelfall hinausträgt, ist ein wesentliches Erfolgskriterium für weitergehende Überlegungen im Zusammenhang mit einem mittel- bis längerfristig geplanten Prozess des Tätigkeitswechsels (vgl. ebd., S. 60 f.).

Die Unternehmenskultur erweist sich als das Fundament, auf dem die Schritte zur Etablierung des präventiven Gesundheitsmanagements, des BEM

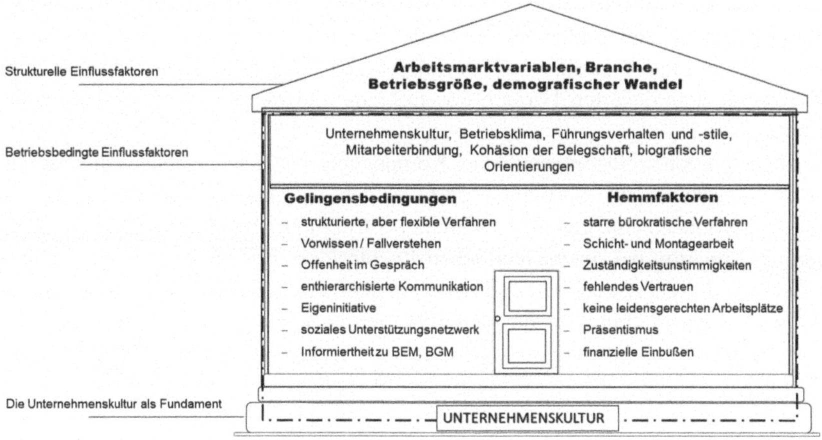

Abb. 5 Einflussfaktoren auf Maßnahmen des betrieblichen Gesundheitsmanagements. (Nach Lange et al., 2019, S. 52)

und perspektivisch hin zur geplanten Laufbahnentwicklung durch präventive Tätigkeitswechsel gegangen werden können (Abb. 5).

Die Bewältigung dieses Anforderungskatalogs an die Pflegenden als auch an die Arbeitgeber wie Kliniken und Pflegeheime ist ohne eine Ergänzung der jeweiligen Beiträge der beiden genannten aufseiten der Tarif-, Sozial – und Arbeitsmarktpolitik kaum realistisch vorstellbar. Letztlich müssen die Voraussetzungen geschaffen werden, individuell und aus betrieblicher Sicht sinnvolle überbetriebliche Tätigkeitswechsel zu vollziehen. Ohne die soziale Innovation regionaler Netzwerkarbeit kann dies nicht gelingen.

Bei allen angesprochenen Hürden lohnt sich dennoch eine differenzierte Betrachtung für den Bereich der Pflege. Insbesondere im Bereich der Altenpflege sind häufig mehrere kleinere Betriebseinheiten in der Rechtsform einer Holding gebündelt. Während die Möglichkeiten einer Alternativenfindung in den einzelnen Betriebseinheiten begrenzt ist, lassen sich insbesondere vor dem Hintergrund der Digitalisierung möglicherweise Aufgaben zentralisieren. Wann immer das Thema Digitalisierung als Lösungsansatz benannt wird, gilt es die datenschutzrechtlichen Belange und insbesondere die Kompatibilität unterschiedlicher IT Systeme bzw. Softwareanwendungen mit zu bedenken. Das kann jedoch erst auf einer kleinteiligeren Ebene mit der gebotenen Sorgfalt geschehen. Hier geht es nur um die erste Benennung von Ansatzpunkten. Genannt seien Dokumentationsaufgaben oder Aufgaben der Anleitung und Beratung von Mitarbeitern, Pflegeschülern und Praktikanten. Die während der Coronakrise gemachten Erfahrungen mit digitalisierten Formen des Lehrens und Lernens eröffnen hier neue Perspektiven.

Ebenso können fachpflegerische Komponenten mehreren Standorten durch einen Mitarbeiter zur Verfügung gestellt werden. Gute Möglichkeiten bestehen in Verbünden mit gleichen tariflichen Strukturen. Problematischer gestaltet sich die Situation bei unterschiedlichen Rechtträgern bzw. Arbeitgebern. Gerade Standorte, die zu Zeiten des traditionellen Kurbetriebs eine Wirtschaftsstruktur mit starker Ausrichtung auf den Klinikbetrieb ausgeprägt haben, bieten oftmals eine differenzierte Struktur von Kliniken in direkter regionaler Nähe. Oftmals konkurrieren sie um das gleiche begrenzte Personalreservoire.

Möglicherweise könnte hier die Kommunalpolitik als Element der Standortentwicklung über die Möglichkeiten der Stützung von innovativen Initiativen nachdenken. Ziel wäre bei allem Wettbewerb um Fachkräfte Potentiale zur Lebenslaufbahngestaltung für die Mitarbeiter unterschiedlicher Kliniken zu eröffnen.

5 Fazit

Angesichts des wohl längere Zeit anhaltenden Fachkräftemangels im Bereich Pflege, der auch den hier näher betrachteten Bereich der medizinischen Reha weiterhin betreffen wird, ist die Frage der längerfristigen Mitarbeit gewonnener Fachkräfte von zentraler Bedeutung.

Aufgrund der kurz dargestellten Anforderungsstrukturen im körperlichen als auch besonders im psychischen Bereich ist in der Pflege die Problematik einer Laufbahngestaltung bei begrenzter Tätigkeitsdauer von hoher Relevanz. Die unter diesem Stichwort zuzuordnenden vorfindbaren strategischen Ansätze in der Personal- und Organisationsentwicklung setzen auf eine langfristige Perspektive sowohl für die Mitarbeitenden als auch für den Arbeitgeber.

Kennzeichnend ist, dass die Verantwortung für die Laufbahngestaltung, die die Gefahr einer begrenzten Tätigkeitsdauer überwindet, nicht individualisiert wird. Die Problemlösung ist eine Gemeinschaftsaufgabe von Pflegenden, Arbeitgebern und den für die Schaffung von geeigneten Rahmenbedingungen Verantwortlichen.

Angesichts der Dringlichkeit einer umfassenderen Strategie zur Sicherung einer ausreichenden Anzahl an Pflegekräften, die in ihrem Kompetenzspektrum den tatsächlichen Pflegebedarf abdecken, kann wohl nicht der große Wurf abgewartet werden. Weniger der Blick auf eine Lösung in der Breite als die gezielte Erprobung von Ansätzen der Laufbahngestaltung in einzelnen Verläufen kann sowohl als Lernfeld als auch als Entwicklungsimpuls dienen. Möglicherweise kann die Einordnung vieler Aktivitäten in das grob skizzierte „Bausteinsystem" jedoch eine erste Systematisierung unterstützen und damit insbesondere regionalen Initiativen etwas Schub verleihen. Mittelfristig könnte hieraus ein Standortvorteil im Wettbewerb um die knappe Fachkräfteressource erwachsen.

Die anspruchsvolle Aufgabe der Laufbahnsicherung wird jedoch ohne ausreichende Finanzierung der Personalausstattung nicht umfassend zu leisten sein. Der Aufwand an direkter Pflege nimmt nicht ab, d. h. diese Arbeit muss gemacht werden. Ob und in welchem Umfang entlastende Wirkungen durch eine zunehmende Digitalisierung auftreten, ist im Einzelfall abzuschätzen.

Motivational stabilisierende, gesundheitsförderliche Arbeitsbedingungen mit langfristiger Laufbahnperspektive sind betriebswirtschaftlich nicht kostenneutral zu haben. Aber sie rechnen sich langfristig für alle Beteiligten: Mitarbeitende, Unternehmen und vor allem die Patienten.

Literatur

Bartel, S., & Niehaus, M. (2019). Erwerbsverläufe durch überbetriebliche Tätigkeitswechsel präventiv gestalten. Ergebnisse und Erfahrungen des TErrA-Projekts. *RP Reha. Recht und Praxis der Rehabilitation. Schwerpunkt Gleichberechtigte Teilhabe am Arbeitsleben, 2*, 59–66.

Berufsförderungswerk Bad Wildbad. (2021a). *A.PART. Analysieren. Präventiv wirken. Aktivieren. Rehabilitieren. Teilhabe ermöglichen.* https://bfw-badwildbad.de/fileadmin/Berufsfoerderungswerk_Bad_Wildbad/Flyer/APART.pdf. Zugegriffen: 6. Apr. 2022.

Berufsförderungswerk Bad Wildbad. (2021b). Arbeitsmarkt/Integration. Gemeinsam planen. https://bfw-badwildbad.de/arbeitsmarkt-integration/. Zugegriffen: 6. Apr. 2022.

Bleses, P., & Jahns, K. (2015). Soziale Innovationen in der ambulanten Pflege. In G. Becke, P. Bleses, F. Frerichs, M. Goldmann, & M. Schweer (Hrsg.), *ZusammenArbeitGestalten* (S. 127–148). Springer VS.

Böhle, F. (2015). *Arbeitsgestaltung bei Interaktionsarbeit – Gestaltungsansätze auf dem Prüfstand.* Fachtagung BAuA. Immer schneller – Immer mehr. https://docplayer.org/19939111-Arbeitsgestaltung-bei-interaktionsarbeit-gestaltungsansaetze-auf-dem-pruefstand.html. Zugegriffen: 6. Apr. 2022.

Bundesagentur für Arbeit. (2021). Arbeitsmarktsituation im Pflegebereich. *Berichte: Blickpunkt Arbeitsmarkt.* https://statistik.arbeitsagentur.de/DE/Statischer-Content/Statistiken/Themen-im-Fokus/Berufe/Generische-Publikationen/Altenpflege.pdf?__blob=publicationFile&v=7. Zugegriffen: 6. Apr. 2022.

Bundesgesundheitsministerium. (2018). *Entwurf eines Gesetzes zur Stärkung des Pflegepersonals (Pflegepersonal-Stärkungs-Gesetz – PpSG). Referentenentwurf des Bundesministeriums für Gesundheit.* https://www.bundesgesundheitsministerium.de/fileadmin/Dateien/3_Downloads/Gesetze_und_Verordnungen/GuV/P/Pflegepersonalstaerkungsgesetz_RefE.pdf. Zugegriffen: 6. Apr. 2022.

Frerichs, F. (2017). *Altern in der Erwerbsarbeit. Perspektiven der Laufbahngestaltung.* Vortrag im Rahmen der TErrA-Fachtagung „Vom Disability- zum Ability-Management: Präventive Gestaltung von Erwerbsverläufen" am 26. September 2017 in Dortmund, Universität Vechta. https://taetigkeitswechsel.de/wp-content/uploads/2017/08/Fachtagung_26.09.17_Frerichs.pdf. Zugegriffen: 6. Apr. 2022.

Frerichs, F. (2020). Laufbahngestaltung bei begrenzter Tätigkeitsdauer – Betriebliche Herausforderungen und Perspektiven. In F. Frerichs & U. Fachinger (Hrsg.), *Selbstständige Erwerbstätigkeit und Erwerbskarrieren in späteren Lebensphasen. Potentiale, Risiken und Wechselverhältnisse* (S. 161–184). Springer VS.

Lange, B., Detka, C., Kuczyk, S., & Ohlbrecht, H. (2019). Unternehmenskulturen und ihre (Aus-)Wirkung auf die Gesundheit von Mitarbeitenden und den Erhalt der Beschäftigungsfähigkeit. *RP Reha. Recht und Praxis der Rehabilitation. Schwerpunkt Gleichberechtigte Teilhabe am Arbeitsleben, 2,* 48–54.

Millich, N. (2021). 9.000 Pflegende 2020 aus Beruf ausgeschieden. *Bibliomed Pflege. Das Portal für die Pflege.* https://www.bibliomed-pflege.de/news/9000-pflegende-2020-aus-beruf-ausgeschieden. Zugegriffen: 6. Apr. 2022.

Niehaus, M., & Bartel, S. (2018). *Tätigkeitswechsel als präventives Instrument zur Vermeidung gesundheitsbedingter Brüche in der Erwerbsbiografie. Das Zusammenspiel von Motivation, Qualifikation und Gesundheit von Betroffenen auf Basis von berufsbiografischen Interviews.* https://taetigkeitswechsel.de/wp-content/uploads/2018/09/TErrA_Niehaus_Bartel_PASIG_09_2018.pdf. Zugegriffen: 6. Apr. 2022.

Rump, J. (2015). *Inklusion als Weg zur Fachkräftesicherung.* https://www.chefsache-inklusion.de/fileadmin/Veranstaltungen/2014-2017/Bayern/downloads/01-Prof-Dr-Jutta-Rump-Inklusion-als-Weg-zur-Fachkraeftesicherung.pdf. Zugegriffen: 6. Apr. 2022.

TErrA. (2021). *Terra. Tätigkeitswechsel zum Erhalt der Arbeitsfähigkeit.* https://taetigkeitswechsel.de/. Zugegriffen: 6. Apr. 2022.

Thiehoff, R. (2018). *Neues Lernen! – Demographischer Wandel und digitale Transformation.* https://taetigkeitswechsel.de/wp-content/uploads/2018/12/Thiehoff_Vortrag_RKW2018.pdf. Zugegriffen: 6. Apr. 2022.

Die Corona-Pandemie. Eine völlig neue Erfahrung auf vielen Ebenen

Jürgen Moosburger

Zeitzeugenberichte stellen in Zeiten unbekannter Herausforderungen, wie es aktuell die Coronasituation darstellt, ein historisch wertvolles Gut dar. Im Kontext wissenschaftlicher Untersuchungen zählen sie zu qualitativem Datenmaterial, durch das ein tiefes Verständnis über den Untersuchungsgegenstand erlangt werden kann, wenngleich solche Erzählungen immer höchst subjektiv sind. Zeitzeugenberichte müssen retrospektiv immer anhand der Kriterien ‚Zeit' (Epoche, Gesellschaftskonzept, Politik), ‚Zeitraum' und ‚Zeitpunkt' des Erzählens, durch welche das (Fakten-)Wissen (z. B. anschließende politische Entwicklungen) der erzählenden Person begrenzt wird, betrachtet werden.

Der nachfolgende Erfahrungsbericht wurde von Jürgen Moosburger im September 2021 niedergeschrieben. Jürgen Moosburger ist Chefarzt in einem Medizinischem Rehazentrum für querschnittsgelähmte Menschen der Heinrich-Sommer-Klinik in Bad Wildbad (Baden-Württemberg).

1 Einleitung und Kontext

Auch für mich als Mediziner, Neurologe und Rehabilitationsmediziner mit langjähriger Berufserfahrung stellt die aktuelle Pandemie eine völlig neue Erfahrung mit stets neuen Erkenntnissen, Herausforderungen und Belastungen auf allen Ebenen, sowohl im privaten als auch im beruflichen Bereich, dar. Im Folgenden möchte ich auf verschiedene Aspekte der Pandemie eingehen, nicht zuletzt auch auf die Situation in der Rehabilitationsklinik, in der ich als Ärztlicher Leiter tätig

J. Moosburger (✉)
Heinrich-Sommer-Klinik, Bad Wildbad, Deutschland
E-Mail: j.moosburger@heinrich-sommer-klinik.de

H. Ohlbrecht und A. Seltrecht (Hrsg.), *Pflege: Systemrelevant – und nun?*, Gesundheit und Gesellschaft, https://doi.org/10.1007/978-3-658-39402-8_8

bin, und insbesondere auf die Situation der Pflegenden. Meine Schilderungen sind subjektiv und sollen anhand des Berichtes gerne zur Diskussion freigegeben werden. Ich würde mich freuen, wenn dadurch ein Diskurs angestoßen wird. Wir alle leben in einer Situation, wie wir sie uns noch vor eineinhalb Jahren nicht haben vorstellen können, mit schwer vorhersehbarer, teils rascher, Dynamik und unterschiedlichen individuellen Wahrnehmungen bzw. Einschätzungen.

2 Überlegungen zur Pandemie

2.1 Voraussetzungen für die Pandemie

Verschiedene Voraussetzungen haben zur Entwicklung der aktuellen Pandemie durch das neuartige Coronavirus SARS-CoV-2 beigetragen. Wesentlich dabei ist die Globalisierung und die weltweite Mobilität der Menschen. Nur dadurch war es möglich, dass sich das Virus innerhalb kürzester Zeit soweit ausbreiten konnte. Eine weitere Vorrausetzung für die rasche und weltweite Ausbreitung ist die Übertragung über den Respirationstrakt, denn diese lässt sich nur schwer unterbinden. Hinzu kommt die Tatsache, dass viele Betroffene eine Infektion gar nicht bemerken und die Infektionsgefahr für sich und für anderen Menschen deshalb nicht oder nicht rechtzeitig erkannt wird. Dadurch, dass das Virus die meisten infizierten Personen nur wenig beeinträchtigt, kann es munter von einem Wirt zum anderen springen, wenn man diese Metapher einmal benutzen möchte. Es mag ein gewisser Trost sein, dass Viren, welche regelhaft sehr schwere Erkrankungen hervorrufen, sich tatsächlich wesentlich langsamer verbreiten, da die Erkrankung offensichtlicher ist und die Betroffenen aufgrund der schweren Erkrankung meist immobilisiert sind.

2.2 Warum dieses Virus so gefährlich ist

Problematisch am neuartigen Coronavirus SARS CoV 2 ist, dass es relativ häufig akute schwere Verläufe der Infektionskrankheit COVID-19 gibt, bis hin zu intensivmedizinisch erforderlichen Behandlungen und Todesfällen. Langfristige Folgeschäden werden darüber hinaus vermutet, bzw. zeichnen sich in den letzten Wochen und Monaten bereits ab. Die Häufigkeit der schweren Verläufe ist wesentlich und problematisch, aber dennoch so gering, dass es von den meisten Zeitgenossen kaum wahrgenommen wird und von vielen Menschen sogar abgestritten wird, was epidemiologisch betrachtet zu einer Verschärfung des Problems führt. Der oftmals herangezogene Vergleich mit der saisonalen Grippe hinkt leider erheblich. Die Grippe oder Influenza tritt regelmäßig seit vielen Jahren saisonal mit wechselnden Mutationen auf. Durch diese Regelmäßigkeit ist unser Immunsystem durch vorhergehende Infektionen oder Impfungen weitestgehend darauf vorbereitet und kann die Infektion meistens gut abwehren bzw. bekämpfen. Natürlich werden auch durch die Influenza immer wieder schwere Erkrankungsverläufe bis hin zum Tod verursacht. Die Sterblichkeit der saisonalen Grippe verändert sich von Jahr zu Jahr und wird, was viele Menschen nicht wissen, im Nachhinein statistisch grob geschätzt. Die Influenza führt in der Regel nicht zur Überlastung der Intensivstationen, nicht zu Bildern, wie wir sie aus Bergamo oder New York kennen. Die Gefährlichkeit des neuartigen Coronavirus ist also v. a. darauf zurückzuführen, dass unser Immunsystem unzureichend darauf vorbereitet ist. Zukünftige Mutationen dieses Virus werden, sobald unser Immunsystem sich durch Infektion oder Impfung moduliert hat, weniger gefährlich sein.

2.3 Bisheriger Verlauf der Pandemie

Die ersten Nachrichten aus China über ein neu aufgetretenes Virus wurden im Westen kaum wahrgenommen, schon gar nicht als mögliche Bedrohung. An schreckliche Nachrichten aus fernen Ländern sind wir ohnehin gewohnt. Die Möglichkeit, dass sich dieses Virus bis nach Westeuropa ausbreiten würde und gar gefährlich werden könnte, wurde zunächst kaum in Betracht gezogen. So ist, vermute ich, zumindest teilweise, die verzögerte Reaktion der österreichischen Behörden auf das gehäufte Auftreten von Infektionen in den Skigebieten im März 2020 zu erklären.

In Deutschland glaubte man bis dato noch durch gezielte Maßnahmen die Infektionen im eigenen Land auf Einzelfälle beschränken zu können. Dies änderte sich dann doch relativ rasch als die ersten schrecklichen Nachrichten und Bilder aus Bergamo kamen. Fortan war die Pandemie das mediale Ereignis. Als problematisch zeigte sich alsbald die mangelhafte bzw. fehlende Versorgungsmöglichkeit der Bevölkerung, ja sogar der Angehörigen im Gesundheitswesen, mit wirksamen Masken und die noch nahezu fehlenden Testmöglichkeiten.

Kaum jemand ahnte derzeit, was in wenigen Tagen kommen würde: Das Tragen von Masken und die dann folgenden Einschränkungen des öffentlichen Lebens und der Entfaltungsmöglichkeiten für jeden Einzelnen waren bis dato unvorstellbar. Ich kann mich noch recht gut daran erinnern, wie außerordentlich befremdlich für mich Bilder von Menschen, die mit einer Mund-Nase-Bedeckung in einer Warteschlange vor einem Supermarkt anstanden, aus den Medien wirkten.

Es folgte der „lock down“: Weitgehende Einschränkungen des öffentlichen Lebens, ein Herunterfahren nahezu der gesamten Wirtschaft, der Kultur und des Bildungssystems und extreme Reaktionen innerhalb des Gesundheitssystems waren die Folge. Ich sehe dies im Nachhinein als nachvollziehbare Schockreaktion. Inwieweit dies in diesem Ausmaß in allen Bereichen nötig war, wird die Aufarbeitung der Geschehnisse zeigen. Wirkung zeigte es glücklicherweise allemal, denn die Infektionsraten sanken rasant. Ein glücklicher Umstand mag zudem gewesen sein, dass wir uns in den Frühling hinein bewegten. Wurde zu dieser Zeit noch über die jahreszeitliche Abhängigkeit der Infektion gerätselt, so dürfte mittlerweile kaum mehr jemand daran zweifeln.

Mit gewissen Regeln wie Masketragen und Abstandwahrung, schließlich auch mit regelmäßigem Lüften von Räumen, versuchte man im Anschluss an den „lock down“ die Infektionsrate niedrig zu halten und das öffentliche Leben sowie die Wirtschaft wieder anlaufen zu lassen. So richtig Freude kam nicht auf, aber immerhin waren Restaurantbesuche und kulturelle Veranstaltungen unter gewissen Voraussetzungen wieder möglich und Geschäfte wurden wieder geöffnet.

Jetzt, im September 2021, stehen wir vor der vierten Welle der Pandemie, verursacht durch eine erneute Virusmutation. Dennoch ist die Situation nun eine vergleichsweise andere, eine meiner Einschätzung nach bessere. Die ausreichende Versorgung mit wirksamen medizinischen Masken ist gewährleistet, ebenso mit zumindest teilweise wirksamen Testmöglichkeiten. Zudem ist ein erheblicher Teil der Bevölkerung, insbesondere die vulnerablen Gruppen, geimpft. Die aktuellen Herausforderungen bestehen nun darin, auf dieser Grundlage wirksame und verhältnismäßige Verhaltensregeln zu finden, die eine gesellschaftlich akzeptierte Balance zwischen individueller Freiheit und epidemiologischer Notwendigkeit ermöglichen. Letztlich geht es auch um die Frage, welche Gefährdung der Gesundheit und des Lebens akzeptiert wird – eine zutiefst ethische Fragestellung. Diskussionen werden diesbezüglich seit Beginn der Pandemie sowohl im privatfamiliären als auch öffentlich-politischen Raum geführt. Problematisch empfinde ich die Fixierung auf den Auslastungsgrad der Intensivbetten. Letztlich bedeutet dies, dass bei einer relativ großen Anzahl zur Verfügung stehender Intensivbetten eine entsprechend höhere Anzahl an schwer leidenden Patient*innen und auch an Todesfällen akzeptiert wird. Etwas überspitzt formuliert würde das bedeuten: Je mehr Intensivbetten, desto mehr kann gefeiert werden.

3 Gedanken bezüglich differenter Wahrnehmungen innerhalb der Bevölkerung

Bedrohliche Situationen, insbesondere solche bezüglich derer man keine Vorerfahrungen hat, können sehr unterschiedlich erlebt und wahrgenommen werden. Im Falle einer Viruspandemie kommt hinzu, dass Viren nicht direkt wahrnehmbar und prinzipiell schwer zu begreifen sind. Hierbei kommt es häufig zu Personalisierungen der Viren, sie werden z. B. als „besonders heimtückisch" oder auch als „lehrreich" angesehen, da sie z. B. auf die Probleme unserer modernen, konsumorientierten Gesellschaft hinweisen würden. Es sei darauf hingewiesen, dass Viren von der Mehrzahl der Biologen die Existenz als Lebewesen abgesprochen wird (im Gegensatz z. B. der Bakterien). Viren sind also weit davon entfernt, einen Willen zu haben oder bewusst eine bestimmte Absicht zu verfolgen.

Es gibt nun verschiedenste Perspektiven, welche sich zum Teil wesentlich widersprechen, aus denen das Virus und die Pandemie sowie die sich daraus erforderlichen Maßnahmen betrachtet werden können.

Da wäre z. B. die sachliche Perspektive. Diese besagt, dass durch konsequentes und rationales Handeln die Situation beherrschbar und vorhersehbar ist. Letztlich ist diese Sichtweise, so wie andere auch, aus meiner Sicht eine weitgehende Vereinfachung der extrem komplexen Situation und auch eine Überschätzung der Wissenschaften und der Möglichkeiten eines menschlichen Gemeinwesens. Die Tatsache, dass in Staaten mit totalitärem System die Pandemie offensichtlich beherrschbarer ist, spricht jedoch für diese Sichtweise.

Die ängstliche Perspektive ist weitgehend subjektiv geprägt, denn eine Abwägung der Situation und der Gefahr gelingt kaum. Die Ansteckungsgefahr wird ubiquitär wahrgenommen. Der eigene Aktionsradius extrem eingeschränkt.

Anders hingegen die omnipotente, unverletzbare Perspektive. In meiner Wahrnehmung handelt es sich vorwiegend um junge gesunde Zeitgenossen, die Schutzmaßnahmen für übertrieben oder unnötig ansehen und nur deshalb zum Teil einhalten, weil es gesellschaftlich eingefordert wird. Im Grunde versuchen sie ihr Leben und ihren Alltag möglichst unverändert weiterzuführen und zeigen ein gewisses Desinteresse den Ereignissen gegenüber. Skepsis gegenüber Impfungen sind hier häufig. Von dieser Gruppe geht meiner Einschätzung nach sicher eine pandemiefördernde Wirkung aus.

Aus der politisch-demokratischen Perspektive heraus werden die Maßnahmen, die aufgrund der Pandemie getroffen werden, als insgesamt übertrieben betrachtet und die Verhältnismäßigkeit infrage gestellt. Die demokratische Ordnung wird als gefährdet angesehen, die Einhaltung der Grundrechte wird angemahnt.

Anders hingegen die gesellschaftskritische, meist populistische, Perspektive. Diese entsteht auf der Grundlage eines tiefen Misstrauens gegenüber staatlichen Institutionen und der Presse. Staatliche Institutionen und Presse fungieren hier als Feindbilder. Ihnen werden prinzipiell böse Absichten unterstellt. Die Verfolger dieser Sichtweise halten sich für klüger, wollen keinesfalls mit dem Strom schwimmen und sich von der „etablierten" Gesellschaft abheben. Der Argumentation anders Denkender sind sie, meiner Wahrnehmung zufolge, in der Regel in keiner Weise zugänglich. Von außen betrachtet kann man sich des Eindruckes nicht verwehren, dass eine grundsätzliche Fähigkeit, nämlich Situationen mit etwas Distanz zu betrachten und daraus Falsches und Richtiges zumindest grob einordnen zu können, fehlt. Zusätzlich problematisch empfinde ich das massive Bestreben rechtspopulistischer Kreise, sich dieser Gruppierung anzuschließen.

Die esoterische Sichtweise hat insofern Ähnlichkeiten mit letzterer, als gewisse grundsätzliche Ablehnungen gegenüber etablierten Sichtweisen und Methoden bestehen und sie sich den Argumenten Andersdenkender oftmals verschließen. Dabei werden Sachverhalte, meiner Einschätzung nach, auch gerne vereinfacht. Wissenschaftlichen Erkenntnissen gegenüber ist man ablehnend und schulmedizinische Methoden werden oftmals als gefährlich abgelehnt, auch wenn dies klaren Ergebnissen entgegensteht. In diesem Bereich sind Impfgegner die Regel. Häufig geht man davon aus, dass man nur das Immunsystem stärken müsse, dann seien das Virus und die Pandemie beherrschbar.

Die Auflistung dieser Perspektiven ist weder vollständig noch psychologisch oder soziologisch fundiert. Ich möchte damit lediglich aufzeigen, wie vielseitig widersprechend und teilweise auch scheinbar unauflösbar die Probleme sind, die sich daraus ergeben. Jede Sichtweise hat zunächst ihre menschliche Berechtigung, kann jedoch nur einen Teil der komplexen Situation erfassen. Problematisch wird es, wenn daraus unversöhnliche Positionen entstehen, ohne die Fähigkeit, sich einander zuzuhören bzw. auszutauschen und gemeinsame Lösungen zu entwickeln.

In diesem Zusammenhang möchte ich insbesondere auf die Gruppe eingehen, die sich gerne als die „Querdenker" bezeichnen. Die Bezeichnung „Querdenker" bewerte ich zunächst als höchst originell, denn sie sagt einiges über das Selbstverständnis der Gruppe aus. Es impliziert Klugheit und Fantasie und hebt die Gruppe intellektuell über die anderen, denen indirekt „Dummheit" und „Herdentrieb" zugesprochen wird. Wie so oft ist genau das Gegenteil der Fall! Tatsächlich ist queres Denken wichtig und für eine menschliche Gesellschaft und Kultur essenziell. Ohne queres Denken wird es kaum Fortschritt geben. Bei dieser besagten Gruppe handelt es sich meiner Meinung nach jedoch keinesfalls um „Querdenkende", sondern allenfalls um „Verquer-Denker". Augenscheinlich wird dies spätestens dann, wenn bezugnehmend auf die Corona-Maßnahmen Vergleiche mit dem Nationalsozialismus und dem Holocaust gezogen werden – einer völligen Fehleinschätzung und Verharmlosung der Geschichte des Dritten Reiches und ein Affront gegenüber den Millionen von Opfern dieser Zeit.

Grundsätzlich problematisch für das Verständnis einer Pandemie ist der vermeintliche Gegensatz epidemiologischer Notwendigkeiten im Vergleich zum persönlichen Erleben bzw. persönlichen Betroffenseins. Die epidemiologische Denkweise ist weit ab von der alltäglichen Denkweise und Erfahrung eines Individuums, besonders in unserer westlich-freiheitlichen Gesellschaft. Dennoch wird in der Pandemie vom Einzelnen Handeln abverlangt, das zumindest vordergründig und auch situativ dem persönlichen Interesse und Verständnis entgegensteht. Dies widerspricht der gelebten Individualität in den westlichen Kulturen unserer Zeit und erklärt so manche abwehrende Reaktion.

4 Über die Pflegeberufe in der Gesellschaft und in den Medien

Pflegeberufe stehen nicht erst seit der Corona-Pandemie im Fokus der Öffentlichkeit. Der Mangel an Pflegepersonal besteht in unserem Land zunehmend seit Jahren und ist von öffentlichem Interesse.

Bereits im Wahlkampf der Bundestagswahl 2017 entstand ein besonderes Interesse an dieser Thematik, ausgelöst durch eine Debatte im Fernsehen zwischen einem Krankenpflegeschüler aus dem Publikum und Bundeskanzlerin Angela Merkel. Die öffentliche Meinung und die Verlautbarungen der Medien waren einhellig, dass hier ein Problem erheblichen Ausmaßes und von öffentlichem Belang bestehe. Klar war auch, dass die Beseitigung dieser Problematik allenfalls mittelfristig möglich sein werde.

Das mediale Interesse an dieser Thematik flaute nach der Bundestagswahl erwartungsgemäß erheblich ab. Immerhin wurde im Jahre 2018 eine „konzertierte Aktion Pflege“ von der Bundesregierung gestartet, um den Pflegeberuf attraktiver zu gestalten. Die finanzielle Situation der Pflegekräfte hat sich wohl, meiner Wahrnehmung nach, seither etwas gebessert, der Mangel an Pflegepersonal, zumindest meiner Einschätzung nach, nicht.

Durch die Pandemie wurde das öffentliche Interesse erneut verstärkt auf die Pflegeberufe gelenkt. Seit Beginn der Pandemie wird in den Tagesmedien, v. a. in Funk und Fernsehen, regelmäßig auf den Pflegenotstand hingewiesen. Finanzielle Verbesserungen sowie Verbesserungen der Arbeitsbedingungen seien dringend erforderlich. Intensivbetten könnten wegen fehlendem Pflegepersonal nicht belegt werden. Die Pandemie lege die Schwachstellen offen. Dabei wird v. a. auf die Situation in den Intensivstationen sowie in Alten- und Pflegeheimen eingegangen.

Eine wichtige, wenn auch nicht unumstrittene, Informationsquelle seit Ende Februar 2020 ist der NDR-Podcast mit dem Virologen Christian Drosten, später auch mit der Virologin Sandra Ciesek und anderen Corona-Experten und Expertinnen. Schon frühzeitig und schließlich fortwährend wurde in diesem Podcast auf die wesentliche Bedeutung des medizinischen Personals, insbesondere auch der Pflegekräfte, hingewiesen sowie auf die Infektionsgefahr, der diese Berufsgruppen ausgesetzt sind.

Als problematisch wurde regelmäßig darauf aufmerksam gemacht, dass Pflegekräfte ausfallen könnten. Aus der Sorge des verschärften Pflegepersonalmangels heraus und der dringenden Vermeidung zusätzlicher Personalausfälle wurden bereits Ende Februar 2020 die Schwierigkeiten in der Beschaffung von Atemschutzmasken sowie fehlende Desinfektionsmittel und Handschuhe benannt.

Bereits am 09. März 2020 habe ich vernommen, es würde an Klinikpersonal fehlen, weswegen man dann im Falle der Impfung zunächst medizinisches Personal bevorzugen würde. Schließlich hielt man häufige Selbsttestungen des Krankenhauspersonals für sinnvoll, um das Personal „freizutesten". Im Falle der Infektion sollte man für das Krankenhauspersonal eine verkürzte Quarantänezeit anwenden, damit diese weiterarbeiten könnten. Gegen Ende März 2020 wurden Pflegekräfte, die eine Corona-Infektion überstanden hatten, als extrem wichtig bezüglich ihrer Einsatzfähigkeit beschrieben. Anfang April wurde nochmals auf die Impfung eingegangen. So hätte die Coronaimpfung des medizinischen Personals den allerhöchsten Effekt, wenn man dadurch Personalausfälle verhindern könne. Immer wieder wird die Sorge, es könne Pflegepersonal aufgrund der Infektion ausfallen, thematisiert und mögliche Wege aus dieser Situation beschrieben. Eine sehr sachliche Sichtweise. Diese Darstellungsweise im Podcast ändert sich meinem Eindruck nach etwas im Zuge der zweiten Pandemiewelle. Dadurch, dass man einen Intensivmediziner ausführlich zu Wort kommen lässt, erhalten die Schilderungen mehr Authentizität. Teilweise wird der Arbeitsalltag und die besonderen Erschwernisse dabei geschildert und auch auf psychische Belastungen eingegangen. Von November 2020 bis April 2021 wird mehrfach auf die Belastung des Pflegepersonals auf den Intensivstationen eingegangen und auf die Folgen des „massiven Pflegemangels".

Bezugnehmend auf die Alten- und Pflegeheime und die bekannte „dünne Personaldecke" wird bezweifelt, dass über die Pflege hinaus noch zusätzliche „Hygienemaßnahmen", wie z. B. Testungen, suffizient durchgeführt werden können. Im Falle der Einführung einer Impfpflicht wird die Sorge geäußert, Personal in den Alten- und Pflegeheimen könnte sich beruflich umorientieren.

Im April 2020 wurde der Podcast mit zwei Grimme-Preisen ausgezeichnet. Aus meiner Sicht ist dieser Podcast eine wesentliche sachliche Informationsquelle rund um das Thema der Corona-Pandemie. Für Laien erscheint er mir allerdings durch die ausufernde Informationsfülle teilweise schwer verständlich. Das Thema Pflegepersonal wird regelmäßig, aber im Vergleich zur Informationsfülle insgesamt doch nur fragmentarisch und bruchstückhaft, aufgegriffen.

5 Die Pandemie und die Pflegenden in der Heinrich-Sommer-Klinik in Bad Wildbad

Die Pflegetätigkeiten sind sehr vielseitig, weshalb Verallgemeinerungen darüber auch in Zeiten der Pandemie kritisch zu sehen sind. Im öffentlichen Fokus stehen meinem Eindruck nach insbesondere die intensivmedizinische Pflege sowie die Altenpflege, weniger z. B. die Pflege in der Rehabilitation. Doch auch Rehabilitationskliniken sind erheblich betroffen von den Auswirkungen der Pandemie, und zwar sehr unterschiedlich, je nachdem welche Spezialisierung die Kliniken aufweisen. So hatten die orthopädischen Rehabilitationskliniken erhebliche Probleme damit, dass ihnen die Patienten und Patientinnen ausblieben, weil deutlich weniger elektive Operationen in den Akutkliniken durchgeführt wurden. Kliniken der geriatrischen Rehabilitation hatten dabei ganz andere Sorgen. Im Vordergrund stand hier die Frage, wie sie ihre betagten und multimorbiden Patient*innen vor einer Coronainfektion schützen können.

Während die Politik, sowohl lokal als auch auf Landes- und auf Bundesebene, im März 2020 die Maßnahmen, bis hin zum „lock-down“, zunehmend verschärfte, musste jede Institution, jedes Unternehmen und natürlich auch jede Klinik zunächst eigene Wege und Konzepte entwickeln, um sich zu schützen.

Als Ärztlicher Leiter der Heinrich-Sommer-Klinik in Bad Wildbad, einer Rehabilitationsklinik für querschnittgelähmte Menschen, erlebte ich die ersten Tage und Wochen der Pandemie als außerordentlich dramatisch. Wesentlich und hilfreich war die enge und konsequente Zusammenarbeit der Ärztlichen Leitung und der Geschäftsleitung. Medizinische und wirtschaftliche Verantwortung mussten ineinandergreifen. Ein Pandemieausbruch in der Klinik wäre eine medizinisch-menschliche und auch wirtschaftliche Katastrophe gewesen. Sehr frühzeitig haben die Geschäftsführung und die Ärztliche Leitung diese besonders schwierige Situation erkannt und konsequent gehandelt. Bislang unvorstellbare Maßnahmen mussten getroffen werden, diametral entgegengesetzt zu den bislang geltenden Entscheidungsgrundlagen.

Innerhalb weniger Tage reduzierten wir die Belegung der Klinik auf ein Minimum. Weitere Maßnahmen der Kontaktbeschränkungen innerhalb der Klinik wurden getroffen. Es bestand ein völliger Aufnahmestopp. Besuche durch Angehörige waren nicht mehr möglich, die verbliebenen Rehabilitanden und Rehabilitandinnen sollten die Klinik nicht mehr verlassen und der Speisesaal sowie das Schwimmbad wurden geschlossen. Draußen vor der Tür befand sich das Land mittlerweile im lock-down. Was ich hier innerhalb weniger Sätze skizziere, war tatsächlich dramatisch und voller Einzelschicksale. Die Rehabilitand*innen reagierten sehr unterschiedlich zwischen Unverständnis, Fassungslosigkeit, Verzweiflung und Trauer. Das Personal fügte sich teilweise in neue Rollen und lernte mit den durch die Pandemie aufgestockten Hygienemaßnahmen umzugehen.

Dies hatte natürlich auch wesentliche Auswirkungen auf den Pflegealltag. Verblieben waren wenige, aber ältere, multimorbide und aufwendige Patient*innen. Unsicherheit machte sich breit, was denn diese Pandemie letztlich für einzelne Mitarbeiter*innen bedeuten könne, wie man sich schützen könne und wie gefährlich diese Erkrankung tatsächlich sei. Wirksame Masken und aussagekräftige Testmöglichkeiten gab es nicht. Innerhalb dieser Unsicherheiten machte sich aber auch Kreativität breit. In Windeseile tauchten Stoffmasken unterschiedlicher Couleur auf und man konnte den Eindruck bekommen, dass sich diesbezüglich sogar ein gewisser Wettbewerb entwickelte.

Die Folgezeit bezeichne ich als interne Konsolidierungsphase, ein sich zurecht finden in der neuen Situation. Maßnahmen der Kontaktbeschränkungen innerhalb der Klinik wurden selbstverständlicher, Schutzausrüstung, auch wirksame FFP2-Masken, waren ausreichend vorhanden und Patient*innen aus anderen Kliniken wurden wieder, unter strengen Vorsichtsmaßnahmen, aufgenommen.

Die Zusammensetzung der Rehabilitand*innen zeigte sich in dieser Zeit deutlich verändert. Vergleicht man die Rehabilitand*innen der Monate April und Mai aus dem Jahr 2020 mit denen aus dem Jahr 2019, so ergeben sich klare Unterschiede: Die Anzahl der Aufnahmen in diesem Zeitraum im Jahre 2020 war deutlich vermindert, die Rehabilitand*innen waren deutlich älter, zu einem wesentlich größeren Anteil frisch gelähmt und wesentlich mehr auf Fremdhilfe angewiesen. Sie waren pflegerisch aufwendiger und psychisch bedürftiger. Inhaltlich ergaben sich somit andere Arbeitsschwerpunkte und zusätzliche weitere Aufgaben für das Pflegepersonal in den Bereichen Reinigung, Hygiene und Mahlzeitenbereitstellen für die Patient*innen.

Im weiteren Verlauf schafften wir es unter differenzierten, teilweise komplexen Vorsichtsmaßnahmen, die Belegungszahl zu steigern und auch wieder Patienten und Patientinnen von zu Hause aufzunehmen. Die Zusammensetzung der

Patient*innen glich sich wieder den Vorjahren an, wenn auch weiterhin quantitativ deutlich reduziert. Aufgrund des konsequenten Hygienemanagements, ergänzt durch das erforderliche Quäntelchen an Glück, konnten wir das Coronavirus lange Zeit aus der Klinik fernhalten und einen größeren Ausbruch bis heute vermeiden.

Einer Umfrage zufolge, die wir vor Einführung der Corona-Impfung durchführten, fühlten sich die Pflegemitarbeitenden in der Heinrich-Sommer-Klinik durch die Coronapandemie sehr belastet (beruflich höher als im privaten Umfeld), wobei die Angst vor einer Infektion nicht im Vordergrund stand. Insbesondere das erforderliche, nahezu ständige Tragen von Schutzmasken wurde als belastend genannt, wenn auch für erforderlich gehalten. Manche konnten der Pandemie auch positive Seiten abgewinnen, wie intensivierte soziale Kontakte, Solidarität, Zusammenhalt und Stärkung der Religiosität.

Eine deutliche Änderung und gewisse Entspannung der Situation konnten wir durch die Impfung eines großen Teils des Personals als auch der Rehabilitand*innen erreichen. Wesentlich dazu beigetragen haben Impfaktionen, die wir in der Klinik durchgeführt haben. Der Impfung eines Großteils des Personals und der Rehabilitand*innen ist es zu verdanken, dass ein plötzlicher Coronaausbruch, eingebracht durch einen bislang nicht geimpften Mitarbeiter, einigermaßen begrenzt werden konnte. Aktuell zeigt sich ein gewisses Konfliktpotential zwischen geimpften und nicht-geimpften Mitarbeiter*innen. Dies stellt eine weitere Herausforderung aus meiner Sicht dar.

6 Gedanken zur Impfung

Jeder von uns hat ein Immunsystem, welches sich auf dieses Virus (und seine Mutationen) einstellen wird. Dafür gibt es zwei Möglichkeiten: Infektion oder Impfung. Der dritte Weg wäre die Vermeidung der Infektion und zwar lebenslang, ein ziemlich unsicheres, um nicht zu sagen unmögliches, Vorhaben. Nachdem mir dieses klar geworden war, konnte ich für mich die positive Impfentscheidung zweifelsfrei treffen. Aus epidemiologischer Sicht gibt es nur eine Methode, die Pandemie möglichst bald und mit möglichst geringem Schaden zu überstehen: die Impfung. Damit will ich deutlich zum Ausdruck bringen: Die Impfung ist der einzige realistische und zeitlich absehbare Ausweg aus der Pandemie.

Bildet unser modernes, globalisiertes Leben die Voraussetzungen für die Entstehung der Pandemie, so liefert es uns auch das Werkzeug für dessen Bekämpfung. Noch nie in der Geschichte der Menschheit konnten so schnell wirksame Impfstoffe gegen ein Virus entwickelt, hergestellt und verbreitet werden. Als ich im März 2021 nach einigem Aufwand und entsprechendem Glück meinen betagten Eltern einen Impftermin besorgt hatte und sie ins Impfzentrum begleiten konnte, überkam mich ein unheimliches, aber auch sehr dankbares Gefühl. In gewisser Weise fühlte ich mich in die Zukunft katapultiert. Im privaten Bereich stand in den vorhergehenden Monaten die Sorge um meine Eltern im Vordergrund, insbesondere die Vorstellung, das Virus in mein Elternhaus zu bringen. Andererseits konnte ich, zumindest ansatzweise, die Impfkritiker verstehen. Natürlich waren und sind Langzeitnebenwirkungen der Impfstoffe nicht gänzlich auszuschließen, wenn sie auch von Tag zu Tag unwahrscheinlicher werden und sehr unwahrscheinlich sind.

7 Perspektive

Es wird eine Zeit nach der Pandemie geben, wenn auch nicht ohne Coronavirus. Die Welt wird sicher eine andere sein als zuvor. Es wird vermutlich länger dauern, bis sich die vorhergehende „Leichtigkeit" im privaten und öffentlichen Leben wieder einigermaßen eingestellt hat. Fragen, die mich umtreiben, sind: Werden wir etwas aus dieser Pandemie lernen? Werden wir Begegnungen bewusster leben können? Werden wir weniger reisen, beruflich als auch privat? Wird die Videokonferenz auch nach der Pandemie die ein oder andere Dienstreise ersetzen? Was bedeutet die enorme Staatsverschuldung für die Zukunft und für kommende Generationen? Werden wir lernen, nachhaltiger und lokaler zu wirtschaften? Wird sich die Menschheit und die Politik wieder den wirklichen, dauerhaft gefährlichen Problemen widmen können und diese wirkungsvoll angehen können? Machen wir uns nichts vor. Diese schreckliche Pandemie wird spürbare Auswirkungen auf die nächsten Jahre und Jahrzehnte haben. Sie gefährdet aus meiner Sicht jedoch nicht die menschliche Existenz oder gar unseren Planeten. Es gibt tatsächlich (und leider) schwerwiegendere Probleme.

Erratum zu: Grenzen des Machbaren – Arbeitslast und -verdichtung in der stationären Langzeitversorgung von Pflegefachkräften in der Covid-19 Pandemie

Julia Weigt, Astrid Eich-Krohm, Christine Holmberg, Franziska König, Andreas Bergholz, Sibille Merz, Joshua Paul und Christian Apfelbacher

Erratum zu:
Kapitel 4 in: H. Ohlbrecht und A. Seltrecht (Hrsg.), *Pflege: Systemrelevant – und nun?, Gesundheit und Gesellschaft,* https://doi.org/10.1007/978-3-658-39402-8_4

In Kapitel „Grenzen des Machbaren – Arbeitslast und -verdichtung in der stationären Langzeitversorgung von Pflegefachkräften in der Covid-19 Pandemie" wurde die Institutsadresse von Herrn Prof. Christian Apfelbacher korrigiert.

Die korrigierte Version des Kapitels ist verfügbar unter
https://doi.org/10.1007/978-3-658-39402-8_4

H. Ohlbrecht und A. Seltrecht (Hrsg.), *Pflege: Systemrelevant – und nun?*,
Gesundheit und Gesellschaft, https://doi.org/10.1007/978-3-658-39402-8_9